Dr. med. Klaus Undeutsch
Lena Brax

Gut leben nach dem Herzinfarkt

Dr. med. Klaus Undeutsch
Lena Brax

Gut leben
nach dem Herzinfarkt

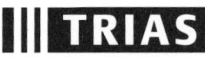

Konzeption und
Projektleitung:
Werner Waldmann
Redaktion: Dr. Anna Wagner
Korrektur: Andrew Leslie
Illustrationen: Dr. Katrin Beyer,
Katharina Schumacher
DTP-Supervisor: Bernd
Hirschmeier
Produktion: WZ Media,
Stuttgart
Umschlaggestaltung:
Cyclus · D+P Loenicker,
Stuttgart
Druck: Westermann Druck,
Zwickau
Fotos: Cover vorne: ZEFA,
Cover hinten: IFA;
AVE (S. 54), Bayer AG (S. 10),
Elbamare (S. 41),
WZ Media (80)

© 1998 Georg Thieme Verlag,
Steiermärker Straße 3–5,
D-70469 Stuttgart

ISBN 3-89373-762-6

Leserservice:
Wenn Sie Fragen oder
Anregungen zu diesem Buch
haben, schreiben Sie uns!

TRIAS Verlag
Postfach 30 11 07
D-70451 Stuttgart

Wichtiger Hinweis: Medizin als Wissenschaft ist ständig im Fluß. Soweit in diesem Buch eine Dosierung oder eine Applikation erwähnt wird, darf der Leser zwar darauf vertrauen, daß Autor und Verlag größte Mühe darauf verwandt haben, daß diese Angabe genau dem Wissensstand bei Fertigstellung des Werkes entspricht. Dennoch sollte jeder Benutzer die Beipackzettel der verwendeten Medikamente prüfen, um in eigener Verantwortung festzustellen, ob die dort gegebene Empfehlung für Dosierungen oder die Beachtung von Kontraindikationen gegenüber der Angabe in diesem Buch abweicht. Benutzer außerhalb der Bundesrepublik Deutschland müssen sich nach den Vorschriften der für sie zuständigen Behörden richten.

Geschützte Warennamen (Warenzeichen) werden nicht besonders kenntlich gemacht. Aus dem Fehlen eines solchen Hinweises kann nicht geschlossen werden, daß es sich um einen freien Warennamen handelt.

Die Deutsche Bibliothek – CIP-Einheitsaufnahme
Undeutsch, Klaus:
Gut leben nach dem Herzinfarkt / Klaus Undeutsch, Lena Brax.
– Stuttgart : TRIAS, 1998
(Gesundheit kompakt)

In jedem Jahr erleiden in Deutschland etwa 270 000 Menschen einen Herzinfarkt. Für alle, die den Herzinfarkt überstehen, ist hinterher nichts mehr, wie es war: Die Angst, einen erneuten Herzinfarkt zu erleiden und womöglich daran zu sterben, sitzt den meisten im Nacken. Auch wissen viele nicht, welche Belastungen sie sich nach einem Herzinfarkt noch zumuten dürfen. Nicht wenige der Patienten meinen, daß Schonung die beste Therapie sei, doch das ist so nicht ganz richtig: Beispielsweise ist Bewegung nach einem Herzinfarkt genauso wichtig wie zuvor; daß die Betroffenen etwas kürzer treten müssen, versteht sich jedoch von selbst. Richtig ist allerdings, daß Herzinfarktpatienten ihren Lebensstil ändern sollten. Sie haben es nämlich – bis zu einem gewissen Maß – selbst in der Hand, einem erneuten Herzinfarkt vorzubeugen.

Wie Sie nach dem Herzinfarkt Ihr Leben befriedigend gestalten und vor allem Ihrem Herzen etwas Gutes tun, will Ihnen dieses Buch zeigen. Ein extra konzipiertes 6-Wochen-Programm gibt Ihnen Hilfestellung beim Neubeginn nach dem Herzinfarkt. Selbstverständlich erfahren Sie auch alles über die bisher bekannten Ursachen des Herzinfarkts, die Behandlung im Krankenhaus und in der Reha-Klinik sowie über medikamentöse und operative Vorbeugungsmaßnahmen. Nach der Lektüre dieses Ratgebers werden Sie überzeugt sein, daß Genuss und Freude am Leben auch nach dem Herzinfarkt keine Fremdwörter sein müssen!

Die Autoren

Dr. med. Klaus Undeutsch ist Facharzt für Innere Medizin, speziell für Kardiologie, Angiologie sowie physikalische Therapie und Rehabilitationswesen. Er arbeitet als Chefarzt in der Herz-Kreislauf-Klinik in Bad Berleburg.

Lena Brax ist freiberuflich als Sachbuchautorin und Journalistin tätig.

Inhalt

8 Was kann dieses Buch für Sie tun?

11 Das Herz – die nahezu unermüdliche Pumpe
- 12 Was das Herz alles leisten muß
- 16 Der Herzinfarkt – ein schwerer Einschnitt
- 20 Jede Menge Infarktrisiken ...
- 24 Erkennen Sie Ihr persönliches Infarktrisiko

27 Behandlung, Rehabilitation und Vorbeugung
- 28 Keine Zeit verlieren: Erste Hilfe beim Infarkt
- 30 Der Herzinfarktpatient im Krankenhaus
- 34 Die Anschlußbehandlung in der Rehaklinik
- 44 Was sind ambulante Herzgruppen?
- 46 Schützen regelmäßige Untersuchungen vorm Infarkt?
- 48 Vorbeugung durch Medikamente
- 52 Weitere Methoden, dem Infarkt vorzubeugen

59 Leben nach dem Infarkt
- 60 Risikofaktoren ausschalten!
- 62 Gegen die Zuckerkrankheit angehen
- 64 Schluß mit dem Rauchen!
- 66 Gib dem Streß keine Chance!
- 72 Bewegungsmangel – nein danke!
- 88 Weniger Fett, viele Vitamine – die Ernährung
- 92 Das 6-Wochen-Programm: So schaffen Sie den Neuanfang!
- 104 Die besten Rezepte aus der Mittelmeerdiät

Häufige Fragen zum Herzinfarkt	121
Die wichtigsten Fachbegriffe	125
Wo finde ich Hilfe? – Adressen	127
Register	128

Was kann dieses Buch für Sie tun?

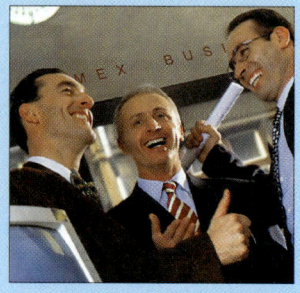

Auch nach einem Herzinfarkt muß man nicht resignieren – im Gegenteil: Das Leben kann genausoviel Spaß machen wie vorher!

Die ganze Zeit arbeitet es völlig unauffällig, nur bei Anstrengungen oder Aufregung schlägt es im Normalfall bis zum Hals: das Herz. Die meisten Menschen verschwenden daher kaum einen Gedanken an ihr Herz und seine Gesundheit. Das merkt man auch daran, daß viele übergewichtig sind, viel zu fett essen, rauchen, sich nur wenig bewegen oder ständig überarbeitet und gestreßt sind, denn all diese Faktoren schaden dem Herzen. Erst, wenn es zu einer Herzerkrankung oder gar einem Herzinfarkt gekommen ist, beginnen sich die Betroffenen Gedanken über die Ursachen zu machen – ein Herzinfarkt ist schließlich immer ein ausgesprochen schwerer Schicksalsschlag. Nach einem Herzinfarkt kommen die meisten erst einmal ins Grübeln, warum es sie treffen mußte. Hinzu kommt die große Angst vor einem weiteren Herzinfarkt und die Befürchtung, keinerlei Belastungen mehr auszuhalten und die Freude am Leben zu verlieren. Doch das muß nicht sein!

Nach dem Herzinfarkt: intensiver und bewußter leben

Sicher muß jeder, der einen Herzinfarkt hatte, sein Leben ein wenig umstellen, schon allein um der Gefahr eines weiteren Infarkts vorzubeugen. Das heißt jedoch nicht, daß das Leben nun weniger Spaß macht – ganz im Gegenteil. Ein Herzinfarkt kann das Bewußtsein dafür schärfen, wie sehr man am Leben hängt und wieviel Freude auch die kleinen Dinge bereiten können. Nicht wenige Infarktpatienten haben das Gefühl, viel intensiver zu leben.

Außerdem bedeutet eine Umstellung der Gewohnheiten ja nicht, auf alles zu verzichten, was Freude bereitet. Wer z. B. gerne gut ißt, kann das auch weiterhin ohne Reue tun, wenn er ein wenig stärker darauf achtet, was er ißt! Auch ihre berufliche Tätigkeit müssen die wenigsten nach einem Infarkt aufgeben – sie müssen allerdings darauf achten, sich nicht zu überfordern. Statt dessen sollten sie sich mehr Zeit für die schönen Dinge des Lebens und für mehr Muße und Entspannung gönnen.

In diesem Buch finden Sie ein einfach durchzuführendes 6-Wochen-Programm für den Neuanfang nach dem Herzinfarkt, das Ihnen weiterhilft, wenn Sie aus der Rehaklinik entlassen werden, aber auch wenn Sie schon einige Zeit zu Hause sind und noch Fragen haben, was Sie tun können, um einem weiteren Herzinfarkt vorzubeugen, aber dennoch ein befriedigendes Leben zu führen. Sie erhalten unter anderem Tips, wie Sie Ihren Körper wieder in Schwung bringen und mit Belastungen fertig werden. Daß Sie auch nach einem Herzinfarkt noch fürstlich speisen können, werden Sie spätestens dann feststellen, wenn Sie einige der leckeren Rezepte aus der sogenannten Mittelmeerdiät nachgekocht haben, die nicht nur für Herzinfarktpatienten geeignet sind.

Das 6-Wochen-Programm für den Neuanfang nach dem Herzinfarkt erleichtert Ihnen den Start in Ihr „neues" Leben.

Informationen –
das Nonplusultra für Herzpatienten

Untersuchungen haben festgestellt, daß Menschen, die über ihre Krankheit gut informiert sind, weniger Angst haben und auch besser mit den Folgen umgehen können. In diesem Ratgeber finden Sie daher – leicht verständlich erklärt – auch alles Wissenswerte, was Sie über das Herz, den Herzinfarkt und seine Behandlung wissen müssen.

Sie erfahren in diesem Buch auch, woran Sie einen Herzinfarkt erkennen und wie die Behandlung im Krankenhaus und in der Rehaklinik aussieht.

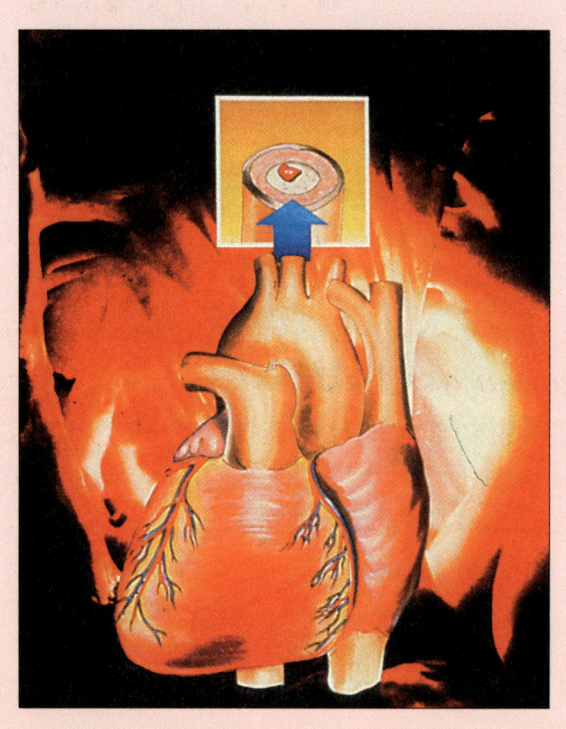

Das Herz – die nahezu unermüdliche Pumpe

Die meisten Menschen machen sich erst nach einem Herzinfarkt Gedanken, wie ihr Herz denn nun eigentlich funktioniert und warum es zum Herzinfarkt kommen mußte. Auf den folgenden Seiten erfahren Sie daher zunächst, welche Aufgaben das Herz hat, was ein Herzinfarkt genau ist und welche Ursachen er hat. Außerdem können Sie mit Hilfe eines Tests Ihr persönliches Risiko für einen Erstinfarkt oder einen weiteren Infarkt ermitteln.

Aufgaben des Herzens
12

Herzinfarkt
16

Ursachen des Herzinfarkts
20

Test
24

Was das Herz alles leisten muß

Aufgaben des Herzens Das Herz wird umgangssprachlich oft als „Pumpe" bezeichnet. Das ist auch vollkommen richtig, denn nichts anderes als eine kompliziert aufgebaute Pumpe, die alle Körperzellen mit sauerstoff- und nährstoffreichem Blut versorgt, ist der Herzmuskel.

Das Herz unterteilt sich in eine linke und eine rechte Herzkammer, die durch Herzklappen getrennt sind. Die rechte und die linke Herzkammer sind wiederum in zwei Abschnitte (Vorhof und Kammer) unterteilt, die

Das Herz wird über die Herzkranzgefäße mit Blut, und damit mit Sauerstoff und Nährstoffen versorgt.

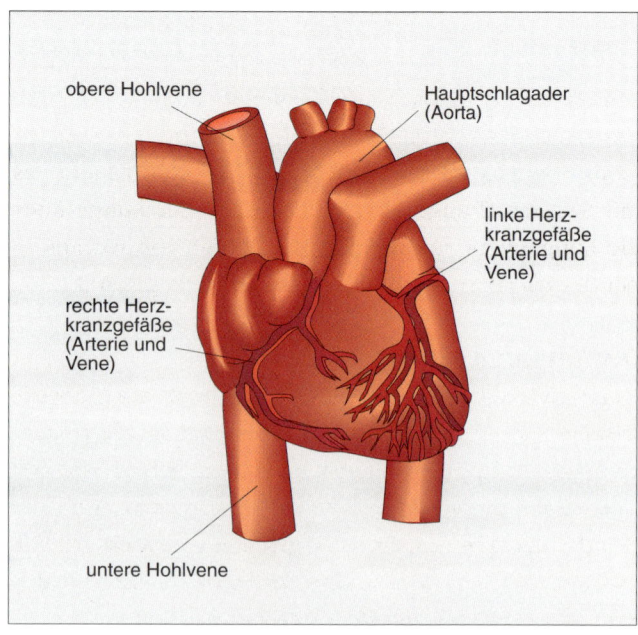

durch zwei Herzklappen getrennt sind. Die Herzklappen sorgen dafür, daß das Blut nur in eine Richtung fließen kann. Sie öffnen sich nur in eine Richtung.

Motor des Blutkreislaufs

Das Herz hat die Aufgabe, den Blutkreislauf aufrechtzuerhalten. Es ist über die Lungenarterie und -vene mit der Lunge verbunden; von seiner linken Herzkammer geht die Aorta, die Hauptschlagader des Körpers ab, die alle Blutgefäße mit sauerstoff- und nährstoffreichem Blut versorgt, zur rechten Herzkammer führen die obere und die untere Hohlvene, die sauerstoffarmes Blut aus dem Körper zum Herz transportieren, damit es wieder mit Sauerstoff angereichert werden kann. Die Körperzellen verbrauchen nämlich den Sauerstoff aus dem Blut und reichern es mit Kohlendioxid an, das über die Lungen nach außen abgegeben werden muß.

Wenn das Herz sich zusammenzieht (Systole), pumpt es frisches, sauerstoffreiches Blut aus der linken Herzkammer in die Aorta, aus der rechten Herzkammer pumpt es verbrauchtes Blut in die Lungenarterie, damit das Blut erneut mit Sauerstoff angereichert werden kann. Wenn sich das Herz ausdehnt (Diastole), fließt das mit Sauerstoff angereicherte Blut aus der Lunge über die Lungenvene in die linke Herzhälfte, von wo aus es bei der nächsten Kontraktion in die Aorta gelangt.

Das Herz pumpt ständig frisches, sauerstoffreiches Blut in die Hauptschlagader. Von der Aorta gelangt das Blut in immer kleinere Blutgefäße, so daß alle Zellen des Körpers ständig mit frischem Blut versorgt werden.

Die Versorgung des Herzens

Genau wie alle anderen Organe muß auch das Herz mit frischem, sauerstoffreichem Blut versorgt werden, damit es seine Aufgabe erfüllen kann. Dazu gehen von der Aorta zwei große Blutgefäße, die Koronararterien oder Herzkranzgefäße ab, die viele größere und kleinere Verzweigungen besitzen, so daß dem ganzen Herzmuskel Sauerstoff und Nährstoffe zugeführt werden.

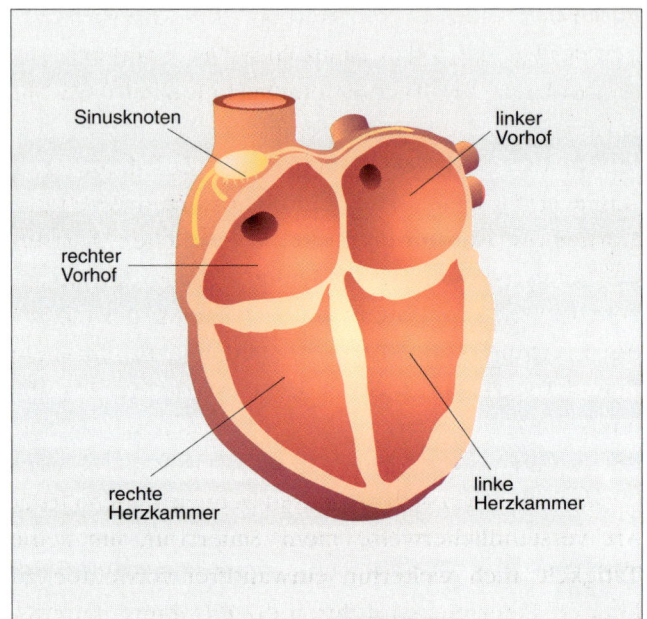

Im rechten Vorhof des Herzens befindet sich der Sinusknoten, der die Kontraktion des Herzens steuert und somit dafür sorgt, daß Blut zu den Organen transportiert wird.

Der „Steuermann" des Herzens: der Sinusknoten

Die Kontraktionen des Herzens werden durch den sogenannten Sinusknoten in der rechten Herzhälfte gesteuert. Durch elektrische Impulse sorgt er dafür, daß sich zunächst die Vorhöfe der beiden Herzhälften zusammenziehen, so daß das Blut weiter in die beiden Herzkammern gedrückt wird. Die elektrischen Impulse werden anschließend weitergeleitet, so daß sich als nächstes die Herzkammern kontrahieren und das Blut in die Lungenarterie und die Aorta gepreßt wird.

Das Herz und seine Arbeitsleistung

Jede Minute vollbringt das Herz eine gewaltige Leistung: Im Ruhezustand zieht es sich 60- bis 90mal in der Minute zusammen (bei durchtrainierten Menschen seltener), bei Belastungen (körperliches Training, Angst) wesentlich öfter. Der Herzschlag – das Zusammenziehen des Herzmuskels – ist als Pulsschlag spürbar.

Pro Herzschlag werden durchschnittlich 70–75 Milliliter Blut in die Aorta gepumpt, bei durchtrainierten Menschen mehr. Insgesamt fließen pro Minute zwischen fünf und acht Liter Blut vom Herzen durch den Körper (im Ruhezustand). Bei körperlichen Anstrengungen wird eine größere Menge Blut in der Minute vom Herzen in die Aorta geleitet, indem die Pulsfrequenz erhöht wird. Dafür gibt es einen ganz einfachen Grund: Die Zellen benötigen bei körperlichen Anstrengungen mehr Sauerstoff, um den Belastungen gewachsen zu sein.

Bei körperlichen Belastungen benötigen die Körperzellen mehr Sauerstoff – die Pumpleistung des Herzens wird deshalb erhöht, es schlägt öfter.

Auch das Herz selbst benötigt bei Belastungen jeder Art verständlicherweise mehr Sauerstoff, um seine Tätigkeit auch weiterhin einwandfrei verrichten zu können. Einerseits wird durch die Erhöhung der Pulsfrequenz auch die Menge des zugeführten Sauerstoffs erhöht, andererseits wird zudem durch die Weitstellung der Koronararterien die Versorgung mit einer ausreichenden Menge Sauerstoff gewährleistet. Auch die anderen Arterien im Körper, vorausgesetzt, daß sie völlig intakt sind, stellen sich bei Belastungen in der Regel weit, um eine größere Menge Blut passieren zu lassen und damit die Sauerstoffmenge, die zu den Zellen gelangt, zu erhöhen.

Der Blutdruck

Die Kontraktion des Herzens wird als Systole, die Erschlaffung des Herzmuskels als Diastole bezeichnet. Daß der Blutdruck in den Arterien während der Systole stärker ist als während der Diastole, versteht sich daher fast von selbst. Die Systole ist auch der Wert, der beim Blutdruckmessen als erster angegeben wird, die Diastole ist der niedrigere Wert.

Der Herzinfarkt – ein schwerer Einschnitt

Herzinfarkt Zu einem Herzinfarkt kommt es, wenn eine der Koronararterien, die das Herz mit Blut versorgen, durch ein Blutgerinnsel verschlossen ist und somit die Durchblutung eines Teils des Herzmuskels nicht mehr gewährleistet ist.

Die Folge: Der betroffene Abschnitt des Herzmuskels wird nicht mehr ausreichend durchblutet und mit Sauerstoff versorgt – das Gewebe stirbt ab.

Wenn sich die Arterien langsam verschließen…

Schuld am Herzinfarkt ist die sogenannte Arteriosklerose, die im Volksmund meist als Arterienverkalkung bezeichnet wird. Die glatte, gesunde Innenwand der Blutgefäße setzt sich nach und nach (meist über Jahre) mit Fettstoffen, körpereigenen Zellen und Kalk aus der Nahrung zu. Diese Stoffe bleiben an kleinsten Verletzungen der Gefäßinnenwand (Endothel) hängen, die unter anderem durch das Rauchen oder zu hohen Blutdruck hervorgerufen werden. Der Organismus versucht nun zu reparieren, was zu reparieren ist. Er schickt weiße Blutkörperchen zu der Stelle der Gefäßinnenwand, wo sich die Verletzung befindet. Diese weißen Blutkörperchen versuchen nun, die Fettstoffablagerungen aufzufressen. Dabei wachsen sie zu größeren Schaumzellen heran, die sich nun auch noch an der Gefäßinnenwand absetzen.

Im Prinzip ist Arteriosklerose ein normaler Alterungsprozeß, der jedoch durch bestimmte Faktoren (fettreiche Ernährung, Rauchen usw.) beschleunigt wird.

Das Herz – die nahezu unermüdliche Pumpe

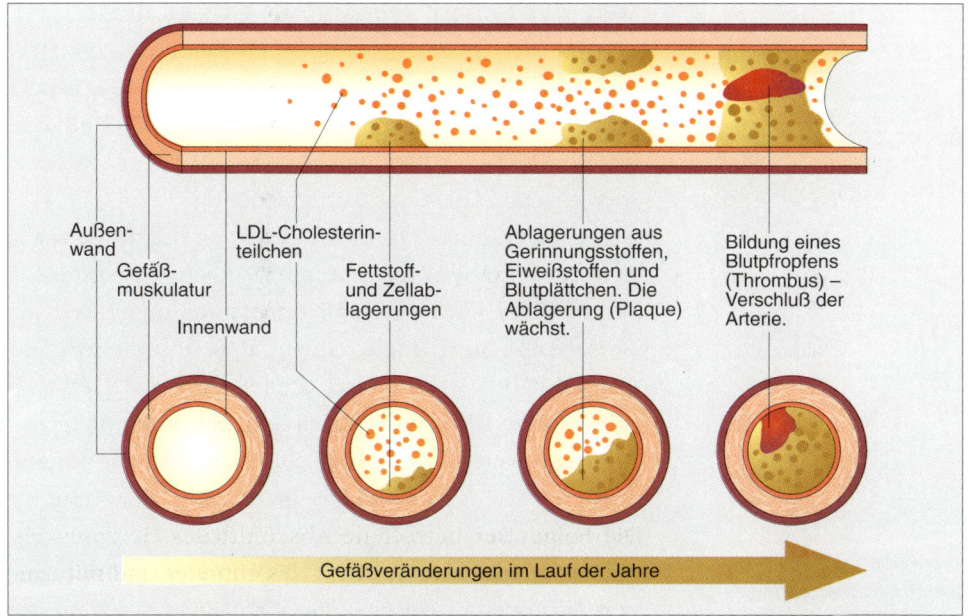

Gefäßveränderungen im Lauf der Jahre

An den Plaques lagern sich nun zusätzlich Blutplättchen an, die für die Blutgerinnung zuständig sind. Die Plaques wachsen weiter und verengen die Arterie immer mehr. Wenn nun ein Stück eines Plaques einreißt, setzt das den körpereigenen Reparaturmechanismus bei Verletzungen in Gang: Der Organismus bildet hier vermehrt Blutplättchen, damit sich Blutgerinnsel bilden, mit dem Ziel, die vermeintliche Wunde zu schließen. Leider geht die Reparatur manchmal nach hinten los: Es bildet sich ein Blutgerinnsel, das die bereits verengte Arterie völlig verschließt. Wenn eine Koronararterie vom Verschluß betroffen ist, ist ein Herzinfarkt die Folge.

Auch wenn die Herzkranzgefäße durch arteriosklerotische Veränderungen stark verengt sind, kann es zu Beschwerden kommen, da bestimmte Abschnitte des Herzmuskels schlechter durchblutet werden.

Die Arteriosklerose, die Verengung und Verhärtung der Arterien, ist ein Prozeß, der sich über mehrere Jahre hinzieht.

Alle Krankheiten, die durch eine Arteriosklerose der Herzkranzgefäße verursacht werden, bezeichnet man als koronare Herzkrankheiten.

Den „typischen" Herzinfarkt gibt es nicht

Die meisten Menschen, die noch keinen Herzinfarkt erlitten haben, sind der Ansicht, daß die mit dem Infarkt einhergehenden Beschwerden so eindeutig sind, daß die Betroffenen sofort wissen: „Das kann nur ein Herzinfarkt sein!" Doch das ist nicht richtig.

Nicht immer verläuft ein Infarkt so dramatisch, wie man es aus vielen Filmen kennt. Ganz im Gegenteil: Bei etwa einem Fünftel aller Herzinfarkte bemerken die Betroffenen noch nicht einmal, daß sie einen Infarkt erlitten haben – der Infarkt verläuft „stumm". Dennoch gibt es eine Reihe von Anzeichen, bei denen man aufmerksam werden und lieber einmal zu oft den Arzt aufsuchen sollte. Also keine falsche Scham – es könnte Ihr Leben retten.

Ein Warnzeichen ist stets das Auftreten von Schmerzen hinterm Brustbein, die leider nicht selten mit

Die Abbildung zeigt, welche Schmerzsignale auf einen Herzinfarkt hindeuten können.

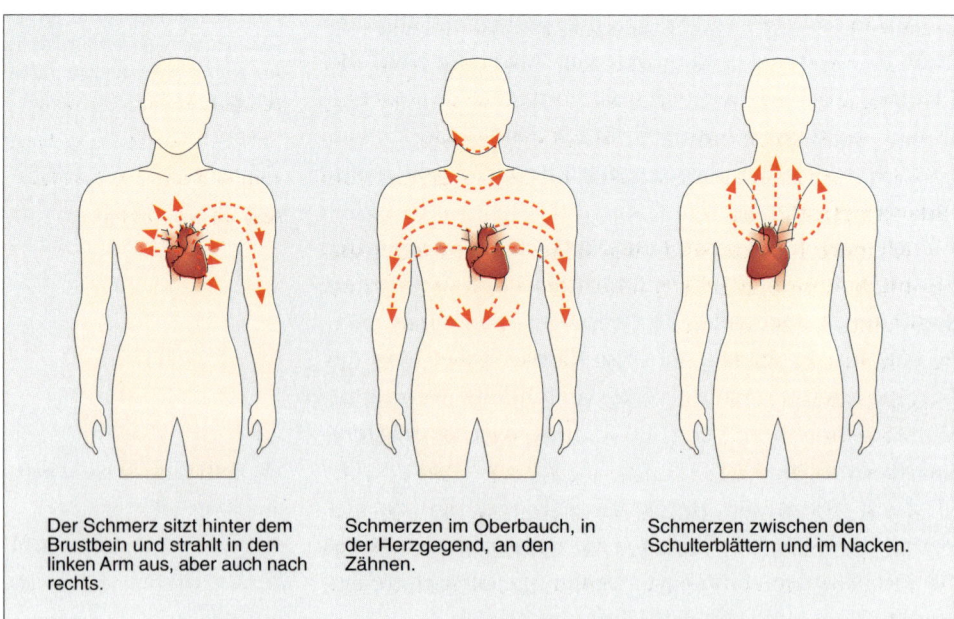

Der Schmerz sitzt hinter dem Brustbein und strahlt in den linken Arm aus, aber auch nach rechts.

Schmerzen im Oberbauch, in der Herzgegend, an den Zähnen.

Schmerzen zwischen den Schulterblättern und im Nacken.

Das Herz – die nahezu unermüdliche Pumpe 19

Sodbrennen verwechselt werden. Vor allem wenn die Schmerzen nach links und rechts ausstrahlen, sollten Sie stutzig werden – doch ist das nicht zwangsläufig immer der Fall. Auch Beschwerden in der Magengegend, zwischen den Schulterblättern, auf der rechten Seite der Brust können auf einen Herzinfarkt hindeuten. Genauso plötzlich auftretende Atembeschwerden, Schweißausbrüche, plötzliche große Angst sowie Übelkeit, starke Müdigkeit oder Mattigkeit und Schwindelgefühle können Anzeichen für einen Infarkt sein. Bitte beachten Sie all diese Warnsignale, insbesondere wenn die Beschwerden wie aus heiterem Himmel auftreten oder wenn Sie bereits einen Herzinfarkt überstanden haben!

Rasche Reaktionen sind überlebenswichtig!

Beim Verdacht auf einen Infarkt ist es unbedingt notwendig, so rasch wie möglich den Arzt aufzusuchen oder den Notarzt zu informieren. Der Grund: Je eher ein Blutgerinnsel durch ärztliche Hilfe wieder aufgelöst werden kann, um so größer sind die Überlebenschancen – schließlich können Sie nicht wissen, ob ein größerer oder ein kleinerer Abschnitt des Herzens vom Infarkt betroffen ist.

Je eher Sie sich bei Verdacht auf einen Herzinfarkt vom Arzt untersuchen lassen, um so besser!

Kleinere Infarkte sind zwar oftmals nicht lebensbedrohlich, dennoch ist ärztliche Hilfe ein Muß. Schließlich kann die betroffene Koronararterie auch an anderen Stellen noch verengt sein, so daß ein Risiko für einen weiteren Infarkt besteht.

Das vom Infarkt betroffene Herzgewebe wandelt sich nach einem überstandenen Herzinfarkt in funktionsloses Bindegewebe um: Es entsteht praktisch eine Narbe. Je größer diese Herzinfarktnarbe ist, um so größer sind immer auch die Funktionseinschränkungen des Herzens.

Jede Menge Infarktrisiken ...

Ursachen des Herzinfarkts Es gibt eine Reihe verschiedener Faktoren, die die Entstehung eines Herzinfarkts begünstigen. Viele dieser Risiken kann man ausschalten, andere nicht.

Es gibt Risikofaktoren für den Herzinfarkt, die sich nicht beeinflussen lassen wie die erbliche Veranlagung.

Nicht beeinflußbar sind das Alter, die erbliche Veranlagung und das männliche Geschlecht. Die anderen Risikofaktoren betreffen unseren Lebensstil: So weiß man, daß Streß, Übergewicht, fettreiche Ernährung, Rauchen und zuwenig Bewegung die Gefahr, einen Herzinfarkt zu erleiden, erhöhen. Auch einige Erkrankungen wie Diabetes mellitus (Zuckerkrankheit) oder hoher Blutdruck erhöhen das Risiko für einen Herzinfarkt. Besonders gefährlich sind Kombinationen von Risikofaktoren, z. B. sind Frauen über 30 Jahre, die rauchen und gleichzeitig die Anti-Baby-Pille einnehmen, besonders gefährdet, irgendwann einen Herzinfarkt zu erleiden.

Herzerkrankungen in der Familie

Es scheint eine gewisse erbliche Veranlagung für einen Herzinfarkt zu existieren. Wer aus einer Familie stammt, in der ein Eltern- oder Großelternteil bzw. ein Bruder oder eine Schwester bereits vor dem 60. Geburtstag einen Herzinfarkt erlitten hat, hat ebenfalls ein erhöhtes Risiko für einen Herzinfarkt. Das gleiche gilt für alle, in deren nahen Verwandtschaft mehrere Fälle von Herzinfarkten vorgekommen sind. Außerdem wird auch die Veranlagung für Krankheiten wie Diabetes oder Bluthochdruck an die Nachkommen weitergegeben. Diese

Erkrankungen begünstigen den Herzinfarkt. Auch Gicht gehört zu den Krankheiten, in deren Folge es zu einem Herzinfarkt kommen kann.

Dennoch bedeutet eine erbliche Veranlagung natürlich noch lange nicht, daß eine Krankheit wirklich ausbrechen muß bzw. daß es in jedem Fall zum Herzinfarkt kommen muß.

„Der kleine Unterschied"

Männer sind zumindest bis zum Alter von etwa 55 Jahren stärker herzinfarktgefährdet als Frauen. Wesentlich mehr Männer in den mittleren Jahren sterben den Herztod. Allerdings gleicht sich das Risiko der Frauen für einen Herzinfarkt nach den Wechseljahren dem der Männer an.

Aus diesem Grund gehen Wissenschaftler davon aus, daß die weiblichen Sexualhormone einen gewissen Schutz vor dem Herzinfarkt gewähren. Wird in den Wechseljahren nun die Produktion der weiblichen Sexualhormone nach und nach eingestellt, schwindet dieser Herzinfarkt-Schutz ganz allmählich. Das Risiko für einen Herzinfarkt steigt auch für Frauen an.

Frauen sind durch die weiblichen Sexualhormone bis zu den Wechseljahren besser vor dem Herzinfarkt geschützt als Männer.

Das Alter spielt eine wesentliche Rolle

Je älter ein Mensch ist, um so wahrscheinlicher ist es, daß er an einer fortgeschrittenen Arteriosklerose (Arterienverkalkung) leidet. Denn arteriosklerotische Veränderungen an den Blutgefäßen gehören zum normalen Alterungsprozeß dazu – selbst wenn ein Mensch sehr gesund lebt. Die Arteriosklerose schreitet noch schneller voran, wenn weitere Risikofaktoren hinzukommen, z. B., wenn der Betroffene raucht, Übergewicht hat oder sich ungesund ernährt. Sind die Herzkranzgefäße von Arteriosklerose betroffen, kann es zu einem Herzinfarkt kommen.

Rauchen und Herzinfarkt

Die Inhaltsstoffe im Zigarettenrauch schädigen vor allem die Gefäßinnenwände, so daß sich Fettstoffe und andere Substanzen leichter in den Arterien ablagern und Arteriosklerose hervorrufen können. Außerdem fördern sie die Entstehung von Blutgerinnseln und begünstigen die Ablagerung von Fettstoffen in der Gefäßwand. Nicht zuletzt verengt das Rauchen auch die Blutgefäße. Alles in allem muß man sagen, daß Rauchen arteriosklerotische Veränderungen in den Gefäßen hervorruft und beschleunigt und damit das Risiko für einen Herzinfarkt erhöht. Bei Frauen über 30, die die Anti-Baby-Pille nehmen und gleichzeitig rauchen, besteht eine erhöhte Gefahr der Blutgerinnselbildung und damit ein gesteigertes Risiko für den Verschluß der Herzkranzgefäße.

Rauchen verengt die Blutgefäße nicht nur, es kommt auch zu Verletzungen der Arterieninnenwände durch das Rauchen.

Hoher Blutdruck

Von einem hohen Blutdruck ist die Rede, wenn er im Ruhezustand Werte von 140/90 mmHg (Millimeter auf der Quecksilbersäule) übersteigt. Hoher Blutdruck gehört unter anderem deshalb zu den Risikofaktoren für den Herzinfarkt, weil die Gefahr für Verletzungen der Gefäßinnenwände steigt, wenn das Blut vom Herz mit stärkerem Druck durch die Arterien gepumpt werden muß. In den Wunden bilden sich Ablagerungen – eine Arteriosklerose ist die Folge. Hoher Blutdruck (Hypertonie) ist meistens eine Veranlagung und wird unter anderem durch Bewegungsmangel, durch Übergewicht, übermäßigen Salzkonsum (mehr als fünf Gramm Kochsalz pro Tag) verstärkt.

Übergewicht und falsche Ernährung

Übergewicht und falsche (zu fett- und zuckerreiche) Ernährung führen unter anderem zu einer Erhöhung des Blutfettspiegels. Je höher die Konzentration an Fetten im Blut ist, um so größer ist auch die Gefahr, daß sich Fettstoffe an den Gefäßinnenwänden ablagern und Arteriosklerose begünstigen. Allerdings unterscheidet man zwischen „guten" und „bösen" Fetten. Die bösen Fette sind vor allem Fettstoffe aus tierischen Nahrungsmitteln (auch LDL-Cholesterin genannt), die sich an den Blutgefäßwänden absetzen. Die guten Fette sind Fettstoffe aus pflanzlichen Nahrungsmitteln (HDL-Cholesterin), die dazu beitragen, Cholesterin im Blut auszuschalten und den Blutfettspiegel zu senken. Sie wirken der Arteriosklerose entgegen. In der Regel besteht – vor allem bei Übergewicht und ungesunder Ernährung – ein Überschuß an LDL-Cholesterin im Blut.

Übergewicht begünstigt zudem noch Bluthochdruck und Erkrankungen wie Diabetes und Gicht, die die Gefahr für einen Herzinfarkt erhöhen. Zudem geht Übergewicht meist mit Bewegungsmangel – einem weiteren Risikofaktor für den Herzinfarkt – einher.

Die meisten Menschen ernähren sich zu fettreich. Überschüssige Fette zirkulieren im Blut, können sich an den Gefäßwänden absetzen und eine Arteriosklerose begünstigen.

Bewegungsmangel und Streß

Mittlerweile ist durch eine Reihe von Untersuchungen bewiesen, daß untrainierte Menschen eher einen Herzinfarkt erleiden als Personen, die sich sportlich betätigen. Der Grund: Das Herz von Personen, die ein wenig trainiert sind, ist weitaus belastbarer, was man auch daran feststellen kann, daß sportliche Menschen einen niedrigeren Ruhepuls haben als Personen, die keinen Sport treiben.

Auch Streß spielt eine nicht unwesentliche Rolle bei der Entstehung eines Herzinfarkts. Wer unter dauerhaftem Streß steht, ist anfälliger für Erkrankungen aller Art, vor allem führt chronischer Streß aber zu einer Erhöhung des Blutdrucks und damit zu einem erhöhten Infarktrisiko.

Wer sich bewegt, fordert sein Herz – es wird dadurch belastbarer.

Erkennen Sie Ihr persönliches Infarktrisiko

Test Mit dem folgenden Test können Sie Ihr Risiko für einen Herzinfarkt ermitteln. Sind Sie infarktgefährdet, sollten Sie schleunigst etwas unternehmen: Schalten Sie so viele Risikofaktoren wie möglich aus!

Natürlich kann dieser Test nur eine gewisse Gefährdung angeben – eine 100-prozentige Voraussage für einen Herzinfarkt kann er nicht treffen.

Sind Sie infarktgefährdet?

Beantworten Sie alle Fragen, und zählen Sie dann Ihre Punkte zusammen. Schauen Sie in der Auswertung nach, ob Sie infarktgefährdet sind.

1. Rauchen Sie?
- ▶ nie (0 Punkte)
- ▶ bis zu zehn Zigaretten täglich (2 Punkte)
- ▶ bis zu 20 Zigaretten täglich (9 Punkte)
- ▶ mehr als 20 Zigaretten täglich (10 Punkte)

2. Sind Ihre Cholesterin- und Triglyzeridwerte erhöht?
- ▶ nein (0 Punkte)
- ▶ manchmal (2 Punkte)
- ▶ ja (10 Punkte)

3. Ist Ihr Blutdruck erhöht?
- ▶ nie (0 Punkte)
- ▶ manchmal (2 Punkte)
- ▶ immer (10 Punkte)

4. Treiben Sie Sport, oder bewegen Sie sich bei der Arbeit?
- ▶ oft (0 Punkte)
- ▶ manchmal (2 Punkte)
- ▶ kaum (10 Punkte)

5. Haben Sie Übergewicht? (Gewicht 10 % über dem Normalgewicht; Normalgewicht bei Männern: Körpergröße in cm −100; bei Frauen: Körpergröße in cm −100 −10 %)
- ▶ nein (0 Punkte)
- ▶ 10 % Übergewicht (2 Punkte)
- ▶ 20 % Übergewicht oder mehr (10 Punkte)

6. Fühlen Sie sich oft gestreßt oder überlastet?
- ▶ nein (0 Punkte)
- ▶ manchmal (2 Punkte)
- ▶ oft (10 Punkte)

Auswertung

0–6 Punkte: Ihr Risiko für einen Herzinfarkt ist gering, falls nicht weitere Faktoren (Alter, Geschlecht, Veranlagung) die Gefahr erhöhen.

7–20 Punkte: Ihr Risiko für einen Herzinfarkt ist zwar nicht besonders groß, doch sollten Sie überlegen, ob Sie nicht Ihren Lebensstil verbessern können (z. B. Rauchen abgewöhnen).

21–40 Punkte: Sie haben ein erhöhtes Infarktrisiko, insbesondere, wenn noch weitere Risikofaktoren (Herzinfarkte in der Familie, erhöhtes Alter) hinzukommen. Sprechen Sie mit Ihrem Arzt!

Über 40 Punkte: Ihr Infarktrisiko ist groß, vor allem wenn andere Angehörige bereits einen Herzinfarkt hatten. Gehen Sie zum Arzt und ändern Sie Ihre Lebensgewohnheiten!

Wenn zu den beeinflußbaren Risikofaktoren für den Herzinfarkt (Rauchen, Übergewicht usw.) weitere Faktoren hinzukommen (Alter, erbliche Veranlagung usw.) steigt die Gefahr für einen Herzinfarkt erheblich an.

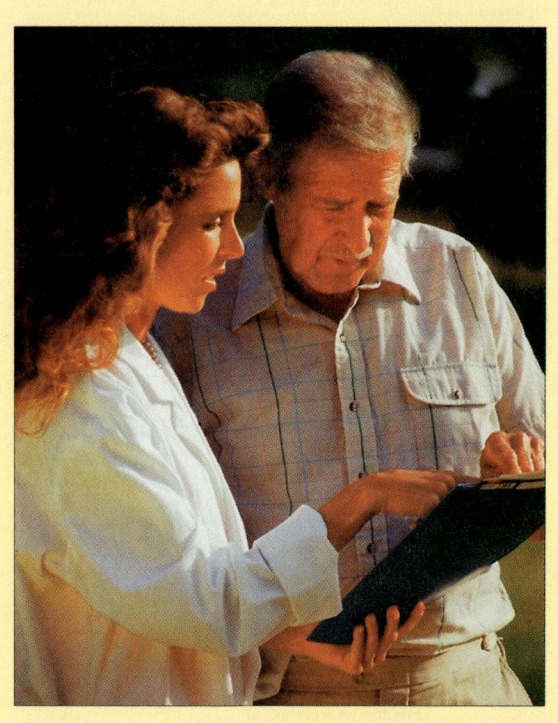

Behandlung, Rehabilitation und Vorbeugung

Das folgende Kapitel informiert Sie über die medizinische Behandlung des Herzinfarkts – im Akutkrankenhaus, in der Rehaklinik und in der ambulanten Herzgruppe. Außerdem erfahren Sie, welche Medikamente verabreicht und welche Operationen durchgeführt werden, um einem Herzinfarkt vorzubeugen oder um ihn zu behandeln. Als erstes finden Sie jedoch Anweisungen für Angehörige, was im Fall eines Herzinfarkts zu beachten ist. Zeigen Sie sie Ihren Familienmitgliedern – sie könnten lebenswichtig sein!

Erste Hilfe 28		
Akutkrankenhaus 30	Ambulante Herzgruppen 44	Arzneimittel 48
Rehaklinik 34	Untersuchungen 46	Vorbeugende Operationen 52

Keine Zeit verlieren: Erste Hilfe beim Infarkt

Erste Hilfe **Beim kleinsten Anzeichen auf einen Herzinfarkt alarmieren Sie bitte sofort den Notarzt** – legen Sie die Telefonnummer des Notarztes deshalb gut sichtbar neben das Telefon.

Schnelle Hilfe kann beim Verdacht auf Herzinfarkt das Leben des Betroffenen retten.

Teilen Sie dem Notruf die Adresse und das Alter des Patienten mit, und beschreiben Sie kurz und knapp die Symptome, damit der Notarzt sich bereits auf den Betroffenen einstellen kann.

Was Familienmitglieder und Betroffene beachten müssen

Der Patient muß sich unbedingt hinlegen – der Oberkörper sollte ein wenig höher als der restliche Körper gelagert werden. In jedem Fall muß enge Kleidung (Hemden, Blusen, Gürtel, Hosen, BH, Krawatte) geöffnet oder gelockert werden. Damit der Patient besser durchatmen kann, sollte auch das Fenster offen sein.

Hat der Arzt dem Patienten bereits Medikamente verschrieben (z. B. Nitrospray oder Aspirin), sollten diese rasch verabreicht bzw. genommen werden – Beipackzettel beachten!

Kommt es zum Herzstillstand, müssen die Angehörigen sofort mit Wiederbelebungsmaßnahmen beginnen, bis der Notarzt kommt. Sinnvoll ist es, wenn die Familienmitglieder eines Herzinfarktpatienten ihre Kenntnisse über Erste Hilfe in einem Kurs auffrischen

Behandlung, Rehabilitation und Vorbeugung

Wiederbelebungsmaßnahmen

Legen Sie den Patienten auf den Rücken (auf eine harte Unterlage), ziehen Sie sein Kinn leicht nach hinten, damit der Hals leicht überstreckt und die Atemwege frei werden. Fassen sie noch einmal kurz in den Mund und reinigen Sie mit dem Finger die Atemwege. Zur Beatmung eignet sich die Mund-zu-Nase-Beatmung gut. Der Hals muß dabei leicht nach hinten überstreckt sein. Legen Sie eine Hand unter das Kinn, schieben es nach oben und halten den Mund des Patienten zu. Nehmen Sie einen tiefen Atemzug, legen Sie den Mund auf die Nase, und beatmen Sie den Patienten vorsichtig. Die Herzmassage führen Sie wie folgt durch: Legen Sie eine Handfläche auf das Brustbein (fünf Zentimeter über dessen Ende), legen Sie die andere Handfläche auf die aufliegende Hand, und drücken Sie mit aller Kraft auf den Brustkorb (80- bis 100mal/Minute).

Führen Sie Herzmassage und Mund-zu-Nase-Beatmung im Wechsel durch, wenn Sie allein sind (je zwei Atemspenden, dann 15 Herzmassagen, dann erneut zwei Atemspenden usw.). Sind Sie zu zweit, führt der eine die Beatmung durch, der andere die Herzmassage: Nach den ersten zwei Atemspenden setzt bei der Ausatmung des zweiten Atemzugs die Herzmassage ein (fünf Herzmassagen), an die sich wiederum eine Atemspende anschließt. Nun wechseln sich ständig fünf Herzmassagen mit einer Atemspende ab.

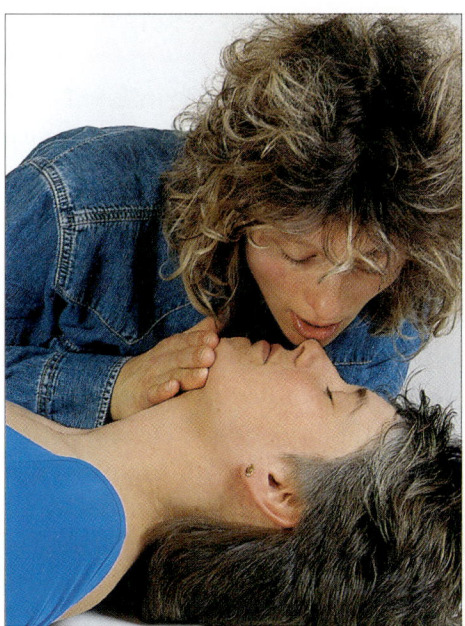
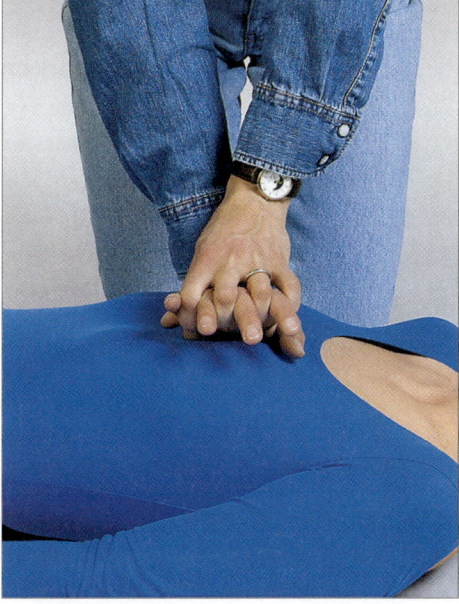

Der Herzinfarkt-Patient im Krankenhaus

Akutkrankenhaus **Der Notarzt wird den Patienten bei Verdacht auf Herzinfarkt ins Krankenhaus einweisen. Die Behandlung beginnt oft bereits im Krankenwagen.**

Der Notarzt setzt in der Regel Nitropräparate ein, die die Herzkranzgefäße weit stellen und damit die Sauerstoffversorgung des Herzens verbessern. Hin und wieder führt der Notarzt bereits eine sogenannte Lysetherapie (von Thrombolyse: Auflösung des Blutgerinnsels) durch. Er injiziert dem Patienten ein Medikament, das das Blutgerinnsel auflöst.

Wie erkennen die Ärzte einen Herzinfarkt?
Im Krankenhaus wird der Patient im Normalfall auf die Intensivstation gebracht, da dort eine ständige Überwachung gewährleistet ist. Seine Herzströme werden durch ein Elektrokardiogramm (EKG) aufgezeichnet, mit dessen Hilfe der Arzt oft erkennen kann, ob ein Herzinfarkt vorliegt und welche Abschnitte des Herzens vom Infarkt betroffen sind. Außerdem wird dem Patienten Blut abgenommen. Im Blut sind nach einem Herzinfarkt bestimmte Eiweißstoffe zu finden, die unter anderem Rückschlüsse auf die Größe des Infarkts und den Zeitpunkt, zu dem der Infarkt stattgefunden hat, zulassen, denn nicht immer gibt das EKG sofort Aufschluß darüber, ob tatsächlich ein Herzinfarkt vorliegt – manchmal dauert es einige Tage.

Bei einem Herzinfarkt sammeln sich bestimmte Eiweißstoffe im Blut an, die durch eine Blutuntersuchung festgestellt werden können.

Die Lysetherapie – besonders erfolgreich in den ersten Stunden nach dem Infarkt

Bei der Lysetherapie erhält der Patient eine Infusion mit Arzneimitteln, die das Blutgerinnsel im Herzkranzgefäß auflösen. Dazu werden in der Regel bestimmte Eiweißstoffe (Streptokinase, Urokinase, t-PA) verwendet, die den Blutgerinnungsstoff Fibrin auflösen.

Der Arzt versucht als erstes das Blutgerinnsel medikamentös aufzulösen.

Vor allem weil die Lysetherapie den größten Erfolg zeigt, wenn sie in den ersten vier Stunden nach dem Infarkt durchgeführt wird, ist eine schnellstmögliche Einlieferung des Patienten ins Krankenhaus so wichtig. Der Großteil der Blutgerinnsel kann innerhalb dieser Zeitspanne aufgelöst werden.

In manchen Fällen (z. B., wenn die Lysetherapie nicht hilft) muß das Herzkranzgefäß durch einen eingeführten Ballonkatheter geweitet und wieder durchlässig gemacht werden. Dieses Verfahren wird als Ballondilatation oder Angioplastie bezeichnet. Es wird auch zur Vorbeugung eines Herzinfarkts durchgeführt, z. B., wenn die Herzkranzgefäße stark verengt sind.

Was auf der Intensivstation geschieht

Auf der Intensivstation wird der Herzinfarktpatient nicht nur ständig überwacht, er erhält natürlich auch eine Reihe weiterer Medikamente, z. B. Aspirin, um die Blutgerinnung zu hemmen, und Nitropräparate, um die Herzkranzgefäße weit zu stellen. Selbstverständlich bekommt der Patient zusätzlich Mittel gegen die Schmerzen und sogenannte Betablocker, um das Herz vor den Auswirkungen der Streßhormone zu schützen.

Je schneller der Patient mit einem Herzinfarkt intensivmedizinisch behandelt werden kann, um so besser kann sich das Herz erholen, um so geringfügiger sind auch die Spätfolgen und um so schneller kann er die Intensivstation wieder verlassen.

So schnell wie möglich aus dem Bett!

Die meisten Herzinfarkt-Patienten gehen davon aus, daß Sie nach dem Infarkt längere Zeit bettlägerig sind. Doch schon nach wenigen Tagen (bei unkomplizierten Infarkten in der Regel spätestens nach einer Woche) muß der Patient seine ersten Schritte machen. Schon viel eher wird mit der sogenannten Frühmobilisation begonnen (oft bereits zwei Tage nach dem Infarkt). Der Patient muß im Bett unter krankengymnastischer Aufsicht Übungen machen. Durch diese Bewegungsübungen verringert sich die Gefahr einer Thrombose – des Verschlusses eines weiteren Blutgefäßes.

Nach und nach wird der Patient dann dazu angehalten, Übungen im Sitzen und schließlich im Stehen durchzuführen, um anschließend einige Schritte zu gehen – natürlich mit Hilfestellung von Schwestern und Pflegern.

Die Zeit auf der Intensivstation wird auch so kurz wie möglich gehalten – bei leichten Herzinfarkten wird der Patient meistens bereits nach zwei bis drei Tagen auf die internistische Station verlegt.

Der Sinn der Belastung

Vielleicht fragen Sie sich, warum Sie sich im Krankenhaus nach dem Herzinfarkt nicht noch ein wenig länger ausruhen dürfen. Die Ärzte haben dafür einige gute Gründe: Zunächst einmal kommen die Patienten, wenn sie etwas zu tun haben, nicht so stark ins Grübeln. Ein Herzinfarkt stellt ja einen schweren Einschnitt im Leben des einzelnen dar, und die meisten Betroffenen sind verzweifelt, daß es gerade sie treffen mußte. Nicht selten sind die Betroffenen äußerst deprimiert, weil sie glauben, daß sie erheblich weniger belastbar sind und Angst vor einem weiteren Herzinfarkt und vor dem Tod haben. Durch das Training werden sie einerseits abge-

So schnell wie möglich führt ein Krankengymnast mit dem Patienten Bewegungsübungen durch – zunächst im Bett.

lenkt, andererseits stellen sie auch fest, daß sie von Tag zu Tag wieder belastbarer werden. All diese Erfolge können ihren Teil dazu beitragen, daß die Patienten wieder neue Hoffnung schöpfen.

Zweitens erfahren die Patienten durch das Training, wie stark sie ihren Körper belasten dürfen – Patienten, die einen Herzinfarkt überstanden haben, müssen es nämlich lernen, ein wenig kürzer zu treten, auch nach dem Krankenhausaufenthalt.

Und als drittes beugt körperliche Bewegung natürlich weiteren Gefäßverschlüssen vor. Auch die Gefahr anderer Erkrankungen wird geringer, wenn sich die Patienten ausreichend bewegen. Nach dem Krankenhausaufenthalt sollen die Patienten soweit sein, daß sie die grundlegenden alltäglichen Dinge allein verrichten können.

Vor der Entlassung

Nach zwei bis drei Wochen werden Herzinfarkt-Patienten heute in aller Regel bereits wieder aus der Klinik entlassen. In komplizierten Fällen kann der Krankenhausaufenthalt allerdings auch länger dauern.

Der Krankenhausaufenthalt ist meistens auf zwei bis drei Wochen begrenzt.

Bevor ein Patient entlassen wird, führen die Ärzte harmlose diagnostische Untersuchungen durch (Belastungs- und Langzeit-EKG sowie Echokardiographie). Die Befunde beeinflussen das Ausmaß der medikamentösen Therapie sowie die Notwendigkeit weiterer Untersuchungen wie z. B. eine Herzkatheteruntersuchung.

An den Krankenhausaufenthalt schließt sich im Normalfall eine Behandlung in der Rehaklinik an, die mehrere Wochen dauert. Ihr Ziel ist es, die Belastbarkeit des Patienten zu erhöhen, so daß er im Anschluß an diese Behandlung möglichst viele Dinge seines gewohnten Lebens wiederaufnehmen kann.

Die Anschlußbehandlung in der Rehaklinik

Rehaklinik **Rehabilitation bedeutet auch Wiedereingliederung des Patienten ins Alltags- und Berufsleben. Er soll lernen, auch mit der Krankheit ein weitgehend normales Leben zu führen.**

Jeder Herzinfarktpatient sollte eine Anschlußbehandlung in der Rehaklinik in Anspruch nehmen.

Außerdem erfährt der Patient, wie er einem weiteren Herzinfarkt vorbeugt. Er sieht, daß er mit seiner Krankheit nicht allein ist, sondern daß es anderen genauso geht. Letzteres hilft vielen Betroffenen dabei, den Herzinfarkt anzunehmen und über die Verzweiflung („Warum hat es gerade mich getroffen?") hinwegzukommen.

Wird eine Anschlußbehandlung automatisch eingeleitet?

Nicht in jedem Fall machen die Ärzte den Patienten darauf aufmerksam, daß er nach dem Krankenhausaufenthalt eine Anschlußbehandlung in der Rehaklinik wahrnehmen sollte und kann. Vor allem die Angehörigen sind nun gefordert, darauf zu achten, daß eine Behandlung in der Rehaklinik in die Wege geleitet wird. Sie sollten sich an die behandelnden Ärzte oder an den Sozialarbeiter des Krankenhauses mit der Bitte wenden, daß diese sich um einen Platz in einer kardiologischen Rehaklinik kümmern.

Ganz wichtig ist es zu wissen, daß die Anschlußbehandlung spätestens zwei Wochen nach der Entlassung

Behandlung, Rehabilitation und Vorbeugung 35

> **Wer trägt die Kosten der Anschlußbehandlung?**
> ◆ Bei Berufstätigen übernimmt der Träger der Rentenversicherung die Kosten für die Behandlung in der Rehaklinik.
> ◆ Personen, die nicht erwerbstätig sind (Hausfrauen, Rentner), müssen bei ihrer Krankenkasse einen Antrag auf Kostenübernahme der Anschlußbehandlung stellen. Oft regelt die Verwaltung des Akutkrankenhauses jedoch bereits alle Formalitäten für die Kostenübernahme, denn die Betroffen sind im Normalfall noch nicht dazu in der Lage.

aus dem Krankenhaus beginnen muß. Daher ist es auch notwendig, sich bereits aus dem Krankenhaus heraus um eine Anschlußbehandlung zu bemühen.

Eine Anschlußbehandlung ist immer sinnvoll, denn sie gibt den Betroffenen nicht nur neuen Lebensmut, sie trägt auch dazu bei, daß die Patienten ihr Leben nach dem Herzinfarkt verändern, um einem weiteren Herzinfarkt vorzubeugen. Die Patienten gewinnen zudem die Einsicht, daß sie auf Medikamente angewiesen sind, und brechen eine medikamentöse Behandlung nicht eigenmächtig ab.

Müssen die Krankenkassen die Kosten tragen?

In manchen Fällen sträuben sich die privaten Krankenkassen dagegen, die Kosten für eine Anschlußbehandlung zu übernehmen. Bei Herzinfarktpatienten sind sie jedoch dazu verpflichtet, wenn der Arzt die Behandlung in der Rehaklinik befürwortet – und das wird er in aller Regel tun.

Die Verwaltung des Krankenhauses oder die Angehörigen müssen den Antrag auf eine Anschlußbehandlung noch während des Klinikaufenthalts beim Rentenversicherungsträger oder bei der Krankenkasse einreichen, damit sich die Behandlung ohne Verzögerung an die Therapie im Akutkrankenhaus anschließt.

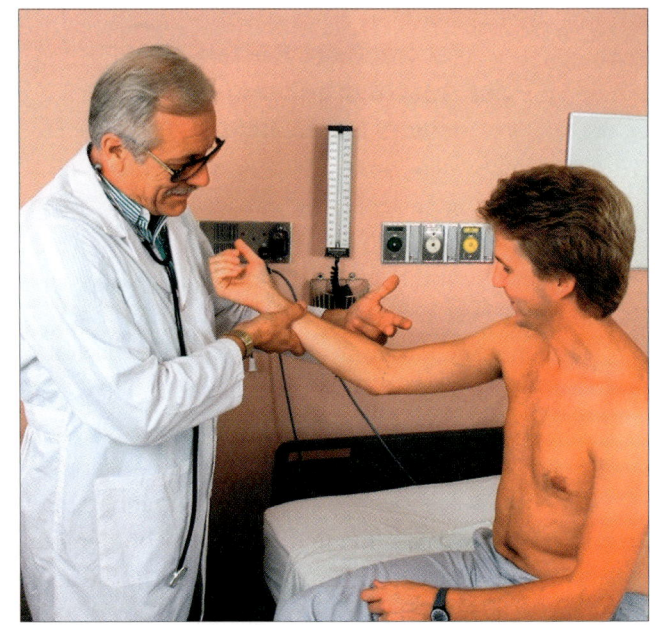

In der Rehaklinik werden viele Untersuchungen erstmals oder noch einmal als Verlaufsdiagnostik zur Überprüfung der Funktionsfähigkeit des Herzens durchgeführt.

Überprüfung der Funktionsfähigkeit des Herzmuskels

In der kardiologischen Rehaklinik werden meistens weitere Untersuchungen am Herzen durchgeführt. Beispielsweise wird nun ein Belastungs- oder ein Langzeit-EKG vorgenommen, wenn das nicht bereits im Akutkrankenhaus geschehen ist. In vielen Fällen ist es sinnvoller, diese Untersuchungen im Rahmen der Anschlußbehandlung durchzuführen, denn das Leben in der Rehaklinik ist dem Alltag des Patienten ähnlicher als die Situation im Krankenhaus. In der Rehaklinik wechseln sich Phasen größerer Belastung mit Ruhepausen ab, so daß mit den Untersuchungen die Funktionsfähigkeit des Herzens sowohl in Ruhe als auch unter Belastung geprüft werden kann.

Beim Belastungs-EKG (auch Ergometrie genannt), sitzt der Patient auf einem stationären Fahrrad – einer

Art Heimtrainer. Die Belastung wird alle zwei bis drei Minuten gesteigert. Währenddessen werden sowohl die Herzströme (EKG) als auch der Blutdruck und der Puls gemessen, um festzustellen, ob das Herz nach dem Herzinfarkt auch bei Anstrengungen noch richtig funktioniert.

Wozu dienen die Ergebnisse der Untersuchungen?

Die Ergebnisse der Untersuchungen geben unter anderem Aufschluß darüber, welche weitere Behandlung für den Patienten geeignet ist. Er erfährt vom Arzt, welchen Belastungen er sich aussetzen darf und welche Situationen er lieber meiden sollte. Der Arzt kann anhand der Ergebnisse unter anderem auch beurteilen, ob der Patient weiterhin arbeitsfähig ist, ob er seinen Beruf noch ausüben kann oder ob er eine andere Tätigkeit ausüben sollte.

Wichtig sind die Ergebnisse der Untersuchungen aber auch für die weitere Behandlung: Auf sie wird z. B. die Bewegungstherapie abgestimmt, damit der Patient nicht unter-, aber auch nicht überfordert wird. Auch die medikamentöse Behandlung richtet sich nach den Untersuchungsergebnissen.

Allerdings sollte der Patient daran denken, daß die Untersuchungsergebnisse nicht unveränderlich sind – nach einer gewissen Zeit kann sich z. B. die Belastbarkeit des Patienten noch erhöhen. Aus diesem Grund werden manche Untersuchungen nicht nur einmal, sondern gleich mehrmals durchgeführt. Erschrecken Sie deshalb nicht gleich, wenn die Untersuchungen ergeben, daß Sie weniger belastbar sind, als Sie dachten. Das kann sich durchaus noch ändern. Bis dahin sollten Sie allerdings die Anweisungen des Arztes in jedem Fall befolgen.

Mit den Untersuchungen kann der Arzt z. B. ermitteln, wie belastbar der Patient nach dem Herzinfarkt ist.

Individuelle medikamentöse Behandlung

An die jeweilige Beeinträchtigung des Herzmuskels, die durch Untersuchungen ermittelt wird, wird die medikamentöse Langzeitbehandlung genau angepaßt. Wundern Sie sich also nicht, wenn Sie andere Medikamente erhalten wie Mitpatienten oder wenn die Arzneimittel geringer oder höher dosiert werden.

Medikamente werden unter anderem verabreicht, um Beschwerden zu lindern, aber auch um Herzbeschwerden vorzubeugen. Manche Medikamente, die Sie noch im Akutkrankenhaus nehmen mußten, werden durch andere ersetzt, neue werden hinzugefügt, manche wiederum muß der Patient nicht länger nehmen.

Die Ärzte werden Ihnen wahrscheinlich ganz genau erklären, welche Aufgaben die verschiedenen Medikamente, die sie Ihnen verordnet haben, besitzen. Sie werden Ihnen mitteilen, wann und wie oft Sie das Präparat nehmen müssen und welche Folgen eintreten können, wenn Sie es eigenmächtig absetzen. Nicht zuletzt klären die Ärzte Sie gewiß auch über unerwünschte Wirkungen, die die Präparate haben können, auf.

Vielleicht wundern Sie sich, daß die Ärzte Ihnen alles so genau erklären, doch das hat einen ganz einfachen Grund: Durch die Informationen soll die Therapietreue des Patienten gesteigert werden. Patienten setzen Medikamente wesentlich seltener auf eigene Faust ab, wenn sie wissen, welche Wirkungen und Nebenwirkungen die Präparate haben und welche Folgen es hat, wenn sie abgesetzt werden.

Die Ärzte wollen von Ihnen selbstverständlich auch wissen, ob Sie regelmäßig andere Medikamente nehmen. Dann ist es nämlich notwendig, die verschiedenen Präparate aufeinander abzustimmen, um unangenehme bzw. gefährliche Wechselwirkungen zu vermeiden. Manche Herzpräparate dürfen beim Vorliegen anderer

Nutzen und Risiken der Medikamente werden von den Medizinern ausführlich erklärt.

Krankheiten nicht verabreicht werden, weshalb die Mediziner Sie auch nach anderen Krankheiten fragen werden.

Auch die Seele wird betreut

Die psychischen Folgen eines Herzinfarkts sind nicht zu unterschätzen. Nicht wenige Patienten resignieren, weil sie meinen, daß ihr Leben nach dem Infarkt nur noch einen geringen Lebenswert hat. Nicht zuletzt deshalb werden die Patienten in der kardiologischen Rehaklinik meist auch psychologisch betreut.

Viele Betroffene leiden nach einem Herzinfarkt unter großer Angst vor einem weiteren Infarkt. Sie achten nun verstärkt auf ihren Körper und deuten schon kleinste Veränderungen des Herzschlags als Warnsignal. In der Rehaklinik werden gezielt psychotherapeutische Verfahren eingesetzt, damit die Patienten diese Angst bewältigen können. Auch das Erlernen einer Entspannungstechnik kann dazu beitragen, die Angst erheblich zu lindern.

Depressionen sind nach einem Herzinfarkt nicht selten. Sie bedürfen ebenfalls einer psychologischen Behandlung. Die Betroffenen sollen lernen, ihre Krankheit zu verarbeiten, anzunehmen und mit ihr zu leben – und das möglichst gut. In der Rehaklinik erhalten sie Hilfestellung dabei, die Freude am Leben zurückzugewinnen.

Natürlich beantworten die Therapeuten den Patienten auch Fragen, die vielen auf den Nägeln brennen, z. B., ob sie nach der Behandlung wieder Sex mit ihrem Partner haben dürfen (ja!) oder ob sie befürchten müssen, daß der Sex ihr Herz überlasten könnte. Die Therapeuten geben nicht zuletzt Ratschläge, wie die Patienten mit belastenden Situationen im Beruf und im Privatleben besser fertig werden.

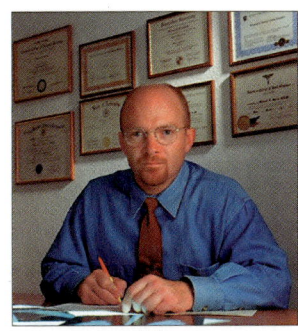

In der Rehaklinik wird auf die psychologische Betreuung der Patienten genauso viel Wert gelegt wie auf die körperliche Wiederherstellung der Patienten. Denn wenn die Seele nicht mitspielt, kann auch der Körper nicht gesund werden.

Entspannung wird während der Anschlußbehandlung großgeschrieben. Die Patienten sollen lernen, mit Hilfe von Entspannungstechniken Streß abzubauen.

Entspannung will gelernt sein!

Zum Programm der Anschlußbehandlung gehört meistens auch das Erlernen einer Entspannungsmethode. Der Grund: Mit Hilfe aktiver Entspannung lassen sich Streß und innere Anspannung abbauen, die ja zu den Mitverursachern des Herzinfarkts gehören. Viele vom Herzinfarkt Betroffene können nicht ohne weiteres abschalten – für sie ist es um so wichtiger, eine Entspannungsmethode unter fachlicher Aufsicht zu erlernen, die sie nach dem Aufenthalt in der Rehaklinik problemlos selbst anwenden können.

Sehr häufig wird das sogenannte Muskel-Entspannungstraining nach Jacobson unterrichtet. Diese Entspannungstechnik ist leicht zu erlernen, und es lassen sich schnell Erfolge mit dieser Methode erzielen. Bei der Muskelentspannung werden nacheinander einzelne Muskelgruppen des Körpers angespannt, bis die Anspannung danach gezielt wieder gelöst wird. Durch die abwechselnde Anspannung und Entspannung der Muskeln stellt sich nach und nach nicht nur körperliche, sondern auch seelische Entspannung ein.

Wer allerdings andere Entspannungstechniken wie Yoga oder autogenes Training vorzieht, hat in der Anschlußbehandlung manchmal auch die Möglichkeit, diese Methoden zu erlernen.

Die Bewegungstherapie – eine der Säulen der Rehabilitation

Eine ganz wichtige Rolle bei der Anschlußbehandlung spielt die Bewegungstherapie. Unter medizinischer und sporttherapeutischer Aufsicht wird für jeden Herzinfarktpatienten ein Bewegungsprogramm nahezu maßgeschneidert.

Die Bewegungstherapie hat das Ziel, die Belastungsfähigkeit des Patienten zu erhöhen, damit dieser nach

Behandlung, Rehabilitation und Vorbeugung 41

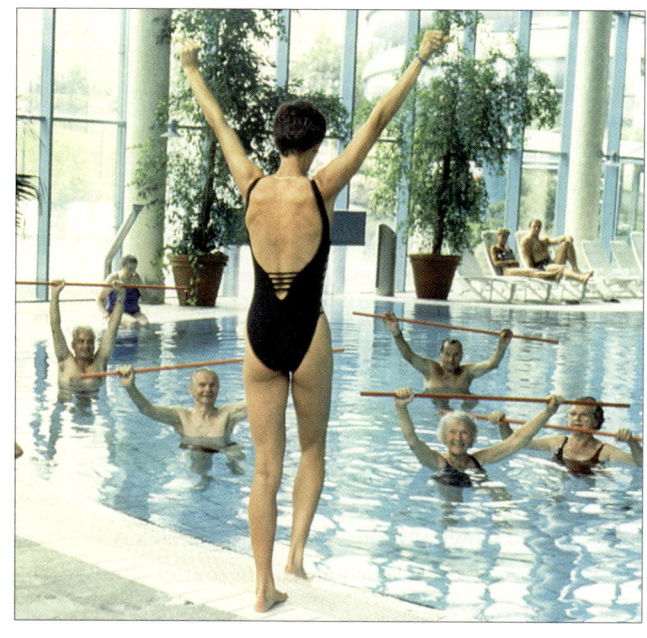

Entspannung und Bewegungstherapie gehören zu jeder Anschlußbehandlung dazu.

der Anschlußbehandlung wieder weitgehend sein gewohntes Leben führen kann und auch Belastungssituationen problemlos übersteht. Allein diese Aussicht gibt den meisten Teilnehmern der Bewegungstherapie ausreichend Anreiz, sich völlig auf das Training zu konzentrieren. Nicht zuletzt soll der Patient aber auch angeregt werden, nach dem Aufenthalt in der Rehaklinik weiterhin Sport zu treiben. Bewegung trägt dazu bei, einem weiteren Herzinfarkt vorzubeugen und Übergewicht (einer der Risikofaktoren für den Herzinfarkt) abzubauen. Deshalb ist es wichtig, daß der Patient Freude am körperlichen Training hat.

Die Bewegungstherapie in der Rehaklinik besteht vor allem aus gymnastischen Übungen, aus dem Training der Ausdauer (radfahren, laufen) und einem gezielten Aufbau der Muskulatur. Schwimmen wird ebenfalls häufig in das Programm integriert.

Die Ernährung muß umgestellt werden

In der Rehaklinik wird der Patient darauf vorbereitet, im Alltag Risikofaktoren für einen weiteren Herzinfarkt auszuschalten. Zu diesen Faktoren zählen bekanntlich auch ungesunde Ernährung und Übergewicht. Die Patienten lernen daher die Grundsätze einer „herzgesunden" Ernährung in der Anschlußbehandlung kennen. Sie erfahren, welche Nahrungsmittel sie meiden bzw. bevorzugen sollen. Diabetiker und Gichtkranke werden zusätzlich darüber aufgeklärt, wie sie ihre Ernährung umstellen müssen, um ihre Krankheit besser in den Griff zu bekommen.

Die Angehörigen des Patienten sollten soweit wie möglich in die Therapie miteinbezogen werden.

Falls möglich sollten auch die Angehörigen des Patienten darüber informiert werden, was in der Zukunft auf den Tisch kommen darf bzw. was besser weggelassen werden sollte. Denn es ist sinnvoll, daß sie ebenfalls ihre Ernährung umstellen, wenn sie möchten, daß ihr Familienmitglied sich auf Dauer „herzgesund" ernährt. Doch keine Angst! Eine gesunde Ernährung kann äußerst schmackhaft sein; Entbehrungen braucht niemand zu befürchten!

Gleichzeitig wird während der Anschlußbehandlung darauf geachtet, das Gewicht übergewichtiger Patienten zu reduzieren. Mit einer Umstellung der Ernährung und einer – nicht zu starken – Verringerung der Energie-, sprich Kalorienzufuhr gelingt es den meisten, ihr Gewicht zu reduzieren.

Die Patienten erfahren zudem, warum es so wichtig ist, weiterhin auf das Gewicht zu achten, und wie sie es schaffen, ihr Gewicht zu halten.

Den Lebensstil der Krankheit anpassen

In der Rehaklinik erfahren die Patienten, welche Gewohnheiten (z. B. Rauchen, fettes Essen) den Herzinfarkt begünstigen können. Raucher, die auch nach dem

Behandlung, Rehabilitation und Vorbeugung

Herzinfarkt nicht die Finger von der Zigarette lassen können, haben z. B. die Möglichkeit, an einem Nichtrauchertraining teilzunehmen.

Alle Betroffenen lernen, was sie tun bzw. besser lassen sollten, damit sie das Risiko für einen weiteren Herzinfarkt minimieren. Dem Patienten soll vermittelt werden, daß es nicht allein die Medikamente oder operative Maßnahmen sind, die ihn vor einem weiteren Herzinfarkt schützen können, sondern vor allem sein Verhalten. Ohne ein wenig Einsicht von seiten des Patienten können auch die besten medizinischen Maßnahmen nicht viel ausrichten.

In der Rehaklinik wird den Patienten vermittelt, daß sie ihr Leben an ihre Krankheit anpassen müssen, um weiterhin gesund zu bleiben.

Wie geht das Leben weiter?

Herzinfarkt-Patienten haben meist viele Fragen ihren Beruf und ihr Privatleben betreffend. All diese Fragen können ihnen die Fachleute in der Rehaklinik beantworten. Sie helfen beispielsweise dabei, wenn der Patient einen Antrag auf Schwerbehinderung oder auf Zahlung einer Berufsunfähigkeitsrente stellen muß. Sie geben aber auch fachmännischen Rat, ob eine berufliche Umschulung in Frage kommen könnte, wenn der Betroffene seinen Beruf nicht mehr ausüben kann, und geben Hilfestellung bei der Antragstellung für eine Umschulung.

Aber auch Fragen, die das Privatleben betreffen (z. B., ob der Patient eine bestimmte Sportart weiterhin ausüben kann), können die Fachleute in der Klinik beantworten. Die Patienten sollten mit ihren Fragen daher nicht hinterm Berg halten. Jetzt bietet sich die einzigartige Möglichkeit, Informationen zu erhalten, deren Beschaffung sich nach der Anschlußbehandlung wesentlich schwieriger gestalten würde. Vor allem können die Patienten sicher sein, daß die Fachleute in der Klinik ihre Interessen vertreten.

Was sind ambulante Herzgruppen?

Ambulante Herzgruppen, auch Koronargruppen genannt, sind Zusammenschlüsse von Personen, die einen Herzinfarkt überstanden haben.

Die Gruppe trifft sich meistens einmal wöchentlich. Die Mitglieder treiben – in der Regel unter ärztlicher Aufsicht – Sport, um auch nach der Anschlußbehandlung in der Rehaklinik fit zu bleiben und ihre Belastungsfähigkeit zu steigern.

Warum ist der Besuch einer Koronargruppe sinnvoll?

Auf diese Frage gibt es eine ganz einfache Antwort: Herzinfarktpatienten sollten auch nach Abschluß der Behandlung in der Rehaklinik körperlich aktiv bleiben.

Das herkömmliche Training im Sportverein eignet sich jedoch nur für die wenigsten Betroffenen; zu leicht könnten sich die Herzinfarktpatienten dabei überfordern. Das Training in einer Koronargruppe hingegen ist genau auf die Bedürfnisse der Herzinfarktpatienten abgestimmt.

Da zudem meistens ein Arzt am Training in der ambulanten Herzgruppe teilnimmt, können die Gruppenmitglieder sicher sein, daß sie schnelle Hilfe erhalten, falls doch einmal etwas passieren sollte.

Das Training in einer ambulanten Herzgruppe sollten Sie möglichst bald nach der Entlassung aus der Rehaklinik beginnen. Eine Reihe ambulanter Herzgruppen ermöglicht auch die gleichzeitige Teilnahme Ihres

Um auch weiterhin körperlich aktiv zu bleiben, sollte sich ein Herzinfarktpatient nach dem Aufenthalt in der Rehaklinik einer Koronargruppe anschließen.

Lebenspartners. Wünschenswert ist eine langfristige (möglichst lebenslange) Teilnahme.

Nicht nur der Sport steht im Vordergrund

Vielleicht denken Sie nun, daß in ambulanten Herzgruppen nur Sport getrieben wird – weit gefehlt! Meistens setzen sich die Teilnehmer nach dem Training noch gemütlich zusammen und tauschen Erfahrungen aus. Von den anderen Gruppenmitgliedern erhält man oft wertvolle Tips, wie man sich als Herzinfarktpatient in bestimmten Situationen verhalten sollte. Die Teilnehmer beantworten sich gegenseitig Fragen bzw. geben Ratschläge, an wen man sich mit weiteren Fragen am besten wendet.

Gesellige Aktivitäten spielen – neben dem Sport – meist eine große Rolle in der Koronargruppe.

Viele Koronargruppen veranstalten Feste, manche organisieren sogar Ausflüge oder Mehrtagestouren für ihre Mitglieder (oft unter ärztlicher Aufsicht). Gegenseitiges Verstehen wird in den meisten Herzgruppen großgeschrieben. Kein Wunder, daß die meisten Teilnehmer in der Gruppe auch neue Freunde finden!

Wie findet man eine Koronargruppe?

Zunächst einmal können Sie sich an Ihren Hausarzt wenden, der vermutlich weiß, ob in Ihrer Nähe eine ambulante Herzgruppe existiert. Ist das nicht der Fall, können Sie bei der Deutschen Gesellschaft für Prävention und Rehabilitation von Herz-Kreislauf-Erkrankungen e. V. nachfragen (Adresse im Anhang), die unter anderem Informationen über Koronargruppen vermittelt. Auch in manchen Sportvereinen existieren Koronargruppen – fragen Sie doch einfach einmal nach!

Im übrigen brauchen Sie nicht zu befürchten, daß die Teilnahme an einer Koronargruppe Ihr finanzielles Budget übersteigt: Meist wird nur ein geringer Teilnahmebeitrag erhoben.

Schützen regelmäßige Untersuchungen vorm Infarkt?

Untersuchungen

Auch nach der Behandlung in der Rehaklinik sollte der Patient in regelmäßigen Abständen den Arzt aufsuchen, um seine Herzfunktion und seinen allgemeinen Gesundheitszustand überprüfen zu lassen.

Denn obwohl der Herzinfarkt überstanden ist, kann die Grunderkrankung, eine Arteriosklerose der Herzkranzgefäße (eine sogenannte koronare Herzerkrankung), weiterbestehen. Mit Hilfe regelmäßiger Untersuchungen kann daher das Risiko für einen weiteren Herzinfarkt minimiert werden.

Treten Beschwerden auf wie Atemnot, Schwindelgefühle oder Druck auf der Brust ist es selbstverständlich, daß Sie sofort den Arzt aufsuchen, genauso bei ungewöhnlichen Beschwerden oder körperlichen Problemen, die Sie an sich nicht kennen und die Sie sich nicht erklären können.

Zu den Routineuntersuchungen, die zwar nicht jedesmal, aber doch in regelmäßigen Abständen durchgeführt werden, gehören das Ruhe- und das Belastungs-EKG. Mit Hilfe dieser Untersuchungen können z. B. Durchblutungßtörungen des Herzmuskels festgestellt werden.

Aber auch eine Echokardiographie (Ultraschalluntersuchung des Herzens), ein 24-Stunden-Langzeit-EKG und bei Bluthochdruckpatienten eine ambulante 24-

Herzinfarktpatienten müssen in regelmäßigen Abständen den Arzt aufsuchen. Sie verringern dadurch das Risiko für einen weiteren Infarkt.

stündige Blutdruckmeßung sollten in größeren Abständen durchgeführt werden.

Weiterführende Untersuchungen
In manchen Fällen wird der Arzt also eine Echokardiographie durchführen. So bedrohlich sich der Name auch anhört, diese Ultraschalluntersuchung ist mit keinerlei Schmerzen verbunden. Mit ihrer Hilfe kann z. B. herausgefunden werden, ob die Pumpleistung des Herzens eingeschränkt ist. Auch Veränderungen am Herzmuskel können sichtbar gemacht werden.

Eine sogenannte Herzkatheteruntersuchung ist immer dann notwendig, wenn man z. B. das Ausmaß einer Verengung der Herzkranzgefäße feststellen möchte. Das ist beispielsweise vor einer Weitung der Herzkranzgefäße durch eine Ballondilatation der Fall. Die Herzkatheteruntersuchung zählt zu den sogenannten invasiven Methoden, da der Arzt hierbei mit einem Katheter (einem Schlauch mit einer Sonde) in den Körper eindringen muß. Der Katheter wird in der Regel in der Leiste in eine Beinarterie des Beins (manchmal auch in eine Armarterie) eingebracht und bis zum Herzen vorgeschoben. Durch den Katheter wird ein Kontrastmittel in die Herzkranzgefäße eingespritzt, damit sie auf dem Röntgenbild sichtbar werden, und der Arzt das Ausmaß der Verengung beurteilen kann.

Die Herzkatheteruntersuchung ist mit einem gewissen Risiko für den Patienten verbunden. Glücklicherweise treten Komplikationen wie Herzrhythmusstörungen jedoch nur sehr selten auf.

Da diese Untersuchung in der Regel in einer kardiologischen Klinik durchgeführt wird, kann dem Patienten jedoch meistens rasch und problemlos geholfen werden, wenn es zu einem unerwarteten Zwischenfall kommen sollte.

Die Herzkatheteruntersuchung wird vor Herzoperationen durchgeführt, um den Zustand des Herzens und der Herzkranzgefäße beurteilen zu können.

Vorbeugung durch Medikamente

Arzneimittel **Die meisten Herzinfarktpatienten müssen regelmäßig Medikamente nehmen, um einem weiteren Infarkt vorzubeugen, Beschwerden zu reduzieren und Funktionsdefizite abzuschwächen.**

Es werden vor allem Arzneimittel verordnet, die die Blutgerinnung hemmen und die Bildung von Blutgerinnseln verhindern sollen. Verschrieben werden zudem Mittel, die die Herzkranzgefäße weiten, bzw. Präparate, die den Blutdruck oder die Blutfettwerte senken.

Aspirin – das Wundermittel

Acetylsalicylsäure (ASS), besser bekannt unter dem Markennamen Aspirin, ist den meisten Menschen ein Begriff. ASS ist ein wirksames, relativ nebenwirkungsarmes Schmerzmittel, das in kaum einer Hausapotheke fehlt. Auch bei der Vorbeugung eines Herzinfarkts spielt ASS eine große Rolle.

ASS verhindert, daß die Blutplättchen miteinander verkleben und schützt damit vor der Bildung von Blutgerinnseln in den Herzkranzgefäßen. Der Vorteil von ASS: Das Medikament muß nicht besonders hoch dosiert werden, damit es diese Wirkung zeigt.

Allerdings soll nicht verschwiegen werden, daß unter dem Einfluß von ASS natürlich auch unerwünschte Wirkungen auftreten können: Manchmal kommt es bei einer Dauermedikation zu Magenbeschwerden; in seltenen Fällen können sich auch Magengeschwüre bilden.

ASS ist ein Thrombozytenaggregationshemmer. Das Präparat verhindert das Verkleben der Blutplättchen (Thrombozyten).

Betarezeptorenblocker oder kurz Betablocker genannt

Betablocker werden nach einem Herzinfarkt ebenfalls häufig verordnet. Diese Medikamente wirken blutdrucksenkend und verringern die Herzfrequenz. Sie reduzieren zudem durch die Senkung der Herzfrequenz den Sauerstoffbedarf des Herzmuskels. Vor allem Beschwerden, die durch eine Verengung der Herzkranzgefäße hervorgerufen werden wie einem Engegefühl in der Brust (Angina pectoris genannt), können Betablocker vorbeugen. Mit ihrer blutdruck- und herzfrequenzsenkenden Wirkung beugen sie auch einem erneuten Herzinfarkt vor.

Betablocker tragen unter anderem dazu bei, hohen Blutdruck zu senken.

Zu den Nebenwirkungen von Betablockern gehören unter anderem Müdigkeit, kalte Hände und Füße, manchmal auch Luftnot bei Belastungen.

Trotz dieser eventuellen Nebenwirkungen wurden bisher mit den Betablockern gute Erfahrungen bei den meisten Koronarpatienten in der Langzeittherapie gemacht.

Kalzium-Antagonisten

Kalzium-Antagonisten werden – genau wie die Betablocker – bei einer Verengung der Herzkranzgefäße eingesetzt. Sie senken einerseits den Blutdruck, andererseits sorgen sie dafür, daß das Herz sich weniger kräftig zusammenzieht, und reduzieren damit den Sauerstoffbedarf des Herzmuskels. Nicht zuletzt verhindern sie Krämpfe der Blutgefäße, weshalb sie vor allem nach einer Ballon-Dilatation zum Einsatz kommen.

Zu den möglichen Nebenwirkungen von Kalzium-Antagonisten zählen unter anderem Müdigkeit, Übelkeit, Beinödeme, rasch aufsteigende Hitzegefühle und Verstopfung. Während der Schwangerschaft dürfen diese Präparate nicht genommen werden.

ACE-Hemmer

ACE-Hemmer (Angiotensin konvertierende Enzym-Hemmer) hemmen die Herstellung des Hormons Angiotensin. Dieses Hormon wirkt auf die Blutgefäße und zieht sie zusammen. Als Folge steigt der Blutdruck. Die ACE-Hemmer verhindern diesen Mechanismus und senken somit den Blutdruck. Außerdem sorgen sie dafür, daß die Pumpleistung des Herzens steigt, denn da die Blutgefäße erweitert sind, braucht es nicht mehr so stark zu arbeiten, um das Blut in die Arterien zu pumpen.

ACE-Hemmer haben – wie alle wirksamen Medikamente – einige Nebenwirkungen. Beispielsweise können Kopfschmerzen, Müdigkeit, Schwindelgefühle, Schlafstörungen, Magen-Darm-Beschwerden auftreten. In seltenen Fällen kann auch die Nierenfunktion gestört werden. Falls unerwünschte Wirkungen auftreten, reden Sie mit Ihrem Arzt darüber.

Nitropräparate (Nitrate)

Nitropräparate sollten Herzinfarktpatienten, die weiterhin unter Angina pectoris leiden, stets in der Tasche haben.

Bei Angina-pectoris-Anfällen, einem plötzlich auftretendem Engegefühl in der Brust, ausgelöst durch eine zu geringe Sauerstoffversorgung des Herzmuskels infolge einer Verengung der Herzkranzgefäße, helfen Nitropräparate schnell und wirksam. Es gibt diese Präparate als Spray oder Kapseln zum Zerbeißen für den akuten Anfall, aber auch Tabletten für die Langzeittherapie sind erhältlich.

Nitrate erweitern die Herzkranzgefäße und sorgen somit dafür, daß das Herz wieder besser durchblutet und mit Sauerstoff versorgt wird.

Zu den Nebenwirkungen der Nitropräparate zählen unter anderem aufsteigende Hitzegefühle, Kopfschmerzen und Schwindelgefühle. Manchmal kommt es auch zu Übelkeit oder beschleunigtem Puls. Insgesamt sind Nitrate jedoch recht gut verträglich.

Lipidsenker zur Senkung der Blutfettwerte

Zuviel LDL-Cholesterin im Blut begünstigt Arteriosklerose und erhöht damit das Risiko für einen weiteren Herzinfarkt. Bei stark erhöhten Blutfettwerten verordnet der Arzt daher manchmal sogenannte Lipidsenker, die das LDL-Cholesterin im Blut dadurch reduzieren, indem sie z. B. Cholesterin binden oder verhindern, daß der Organismus selbst Cholesterin bildet. Allerdings können Lipidsenker nicht ausreichen, wenn der Patient weiterhin sehr fettreich ißt und vor allem tierische Fette mit der Nahrung aufnimmt – eine Umstellung der Ernährung ist deshalb unbedingt notwendig. Je nach Präparat haben Lipidsenker unterschiedliche Nebenwirkungen. Beispielsweise kann es zu Magen-Darm-Beschwerden, zu Übelkeit, Schwindelgefühlen oder Müdigkeit nach der Einnahme kommen.

> Wenn ein Herzinfarktpatient sich auch weiterhin fettreich ernährt, können auch Lipidsenker die Blutfettwerte nicht ausreichend reduzieren.

Umstrittene Östrogene

Die Östrogene, die weiblichen Sexualhormone, verleihen Frauen bis zu den Wechseljahren einen gewissen Schutz vor dem Herzinfarkt. Aus diesem Grund geht man davon aus, daß eine Therapie der Wechseljahrsbeschwerden mit Östrogenpräparaten das Risiko für einen Herzinfarkt verringert. Ganz sicher ist es jedoch noch nicht, ob Östrogene bei allen Frauen nach den Wechseljahren tatsächlich bis zu einem gewissen Grad Schutz vor einem Infarkt bieten bzw. das Fortschreiten von Arteriosklerose verhindern, weshalb sie nicht zur Standardtherapie für Frauen nach einem Herzinfarkt gehören. Zudem haben Östrogene verschiedene Nebenwirkungen, die von vielen Frauen nicht toleriert werden. Nicht zuletzt müssen Östrogene in jedem Fall mit anderen Hormonen, den Gestagenen, kombiniert werden, weil sonst die Gefahr für Krebserkrankung (Gebärmutterhalskrebs) steigt.

Weitere Methoden, dem Infarkt vorzubeugen

Vorbeugende Operationen In einigen Fällen sind operative Eingriffe notwendig, um einem Reinfarkt vorzubeugen, oder es muß manchmal ein Herzkranzgefäß mit Hilfe einer Ballondilatation geweitet werden.

In einigen Fällen ist es unumgänglich, mit guten Gefäßabschnitten quasi eine Umleitung für das Blut zu schaffen, das die verstopften Herzkranzgefäße nicht mehr passieren kann, damit der gesamte Herzmuskel auch weiterhin mit Blut versorgt wird (sogenannte Bypass-Operation). Als Bypässe eignen sich besonders die vorderen Brustarterien und Beinvenen, wobei bei den meisten Bypass-Operationen beide Gefäßarten verwendet werden.

Die Ballondilatation

Bei der Ballondilatation wird ein Katheter mit einem kleinen Ballon in das verengte Herzkranzgefäß eingeführt, bis der Ballon bei der Engstelle angekommen ist. Dort wird er aufgeblasen und verdrängt damit die Ablagerungen an den Gefäßwänden – er drückt sie praktisch an die Gefäßinnenwand. Anschließend wird der Katheter mit dem Ballon wieder entfernt. Die Arterie ist geweitet. Die Ballondilatation wird von Medizinern auch als perkutane transluminale coronare Angioplastie (PTCA) bezeichnet. Nicht bei allen Patienten kann sie jedoch gleichermaßen durchgeführt werden.

Patienten, die sich einer Ballondilatation unterziehen, sollten sich darüber im klaren sein, daß sich das Herzkranzgefäß nach dem Eingriff erneut verengen kann.

Behandlung, Rehabilitation und Vorbeugung

Die Patientenauswahl

Für Patienten, in deren Herzkranzgefäßen sich eine oder wenige Engstellen befinden, die mit dem Katheter (meist von der Leiste aus) gut erreicht werden können, eignet sich die Ballondilatation recht gut. Die Gefäße können in der Regel mit Hilfe des Ballons wieder so geweitet werden, daß der Herzmuskel richtig durchblutet wird. Die Engstellen dürfen sich jedoch nicht über einen zu großen Blutgefäßabschnitt hinziehen. In der Regel wird nur Patienten eine Ballondilatation empfohlen, deren Gefäße schon sehr stark (über 70 %) verengt sind.

Sind verzweigte, schlecht erreichbare Blutgefäße verengt oder werden zu viele oder zu große Engstellen gefunden, kommt eher eine Bypass-Operation als eine Ballondilatation in Frage. Eine Ballondilatation ist nicht ganz risikolos – ca. 3 % erleiden dabei einen Herzinfarkt.

Bei der Ballondilatation wird ein Ballon über einen Katheter in das verengte Herzkranzgefäß eingebracht, der in der Arterie aufgeblasen wird und die Ablagerungen zusammendrückt.

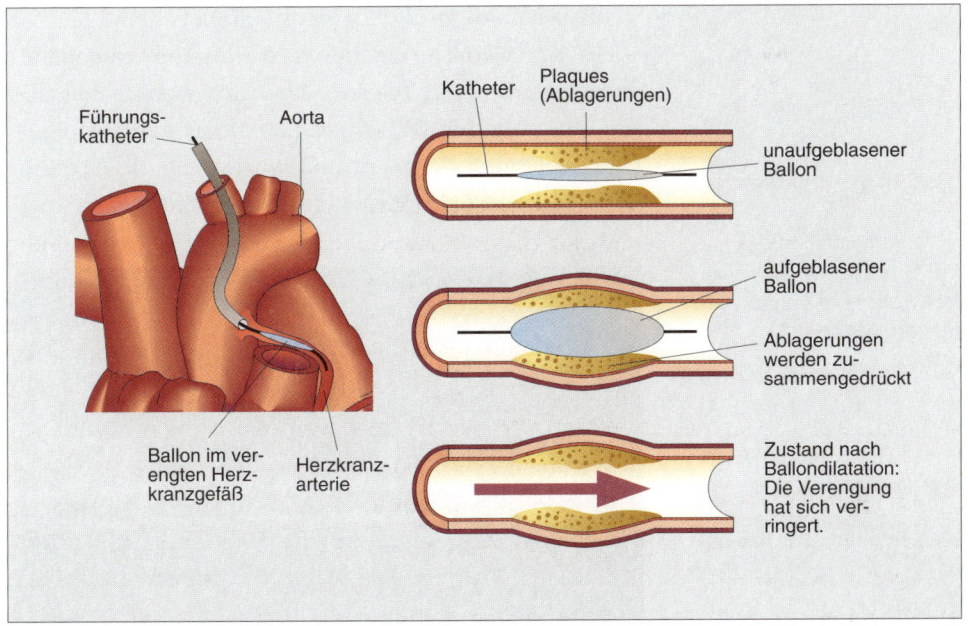

Stents – stützende Gerüste für die Herzkranzgefäße

Stents sind Gefäßstützen aus einem feinen Maschendrahtgeflecht. Diese Gefäßstützen werden in die Arterie eingesetzt, um deren Aufweitung nach einer Ballondilatation möglichst lange zu erhalten, manchmal werden sie aber auch implantiert, um ein Herzkranzgefäß an besonders verengten und verhärteten Abschnitten zu stabilisieren. Stents kommen heutzutage immer häufiger zum Einsatz. Allerdings müssen sich die Patienten vor dem Eingriff darüber bewußt sein, daß es auch nach dem Einsetzen eines Stents durchaus wieder zu Verengungen des Gefäßes kommen kann.

Das Einsetzen der Gefäßstütze

Der Stent wird ebenfalls mit einem Katheter zu seinem Bestimmungsort im Herzkranzgefäß gebracht. Oft wird gleichzeitig eine Ballondilatation durchgeführt, so daß sich ein Ballon unter dem Stent befindet.

Ist der Katheter an der Stelle im Herzkranzgefäß angelangt, die geweitet und abgestützt werden soll, blasen die Ärzte den Ballon auf. Durch das Aufblasen entfaltet sich auch der Stent und wird gegen die Gefäßinnenwand gedrückt. Manche Stents entfalten sich auch

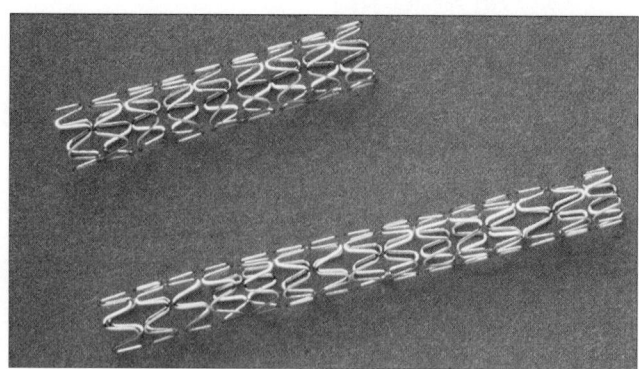

Stents bestehen aus feinem Draht, der vom Körper meist gut vertragen wird.

Behandlung, Rehabilitation und Vorbeugung 55

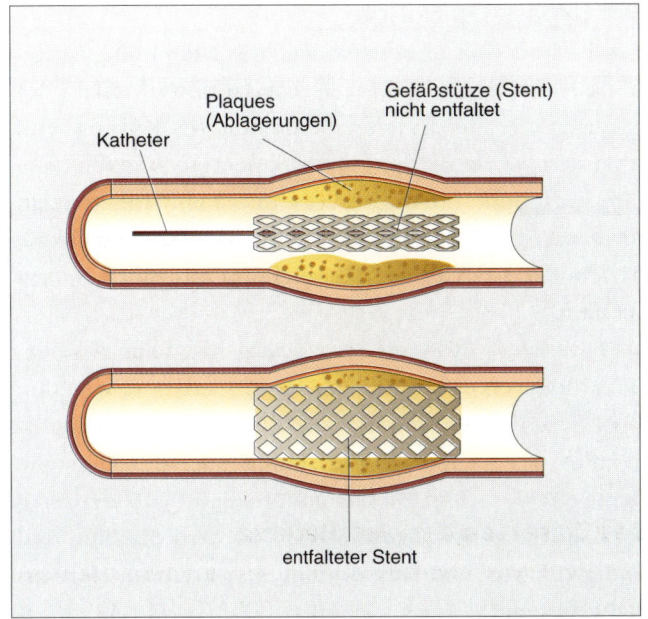

Mit Hilfe eines Katheters wird der Stent in die Arterie gebracht, wo er von den Medizinern entfaltet wird.

durch einen speziellen Mechanismus. Der Katheter wird im Anschluß daran aus dem Herzkranzgefäß gezogen, der Stent verbleibt in der Arterie. Nach einiger Zeit wachsen Gefäßinnenwand und Stent zusammen, so daß der Stent praktisch mit dem Körper verschmilzt. Die Arterie kann sich an der Stelle, an der der Stent sitzt, nicht mehr eng stellen, allerdings können sich auch hier wieder Plaques ablagern und das Gefäß verengen.

Ganz wichtig ist nach dem Einsetzen des Stents die Einnahme von Medikamenten, die die Blutgerinnung hemmen. Denn an dem dünnen Drahtgeflecht setzen sich leicht Blutplättchen ab, die miteinander verkleben und das Gefäß verschließen können. Nach einiger Zeit können diese Präparate wieder abgesetzt werden – wenn der Stent völlig mit dem Blutgefäß verwachsen ist, kommt es nicht mehr länger zur verstärkten Blutgerinnselbildung.

Die Bypass-Operation

Bypass bedeutet in etwa so viel wie Umleitung, Umgehung – und genau das ist ein Bypass auch. Venen oder Arterien, die aus anderen Bereichen des Körpers entnommen werden, werden dem Patienten eingesetzt, um eine verengte oder gar verschlossene Herzkranzarterie zu überbrücken und dafür zu sorgen, daß alle Abschnitte des Herzens ausreichend mit Blut versorgt werden.

Entweder entnimmt der Chirurg eine Vene aus dem Bein oder eine Arterie aus der Brustwand, um den Bypass zu formen. Er verbindet den Teil des Herzkranzgefäßes, der hinter dem Verschluß oder der Engstelle liegt, mit dem Bypass, das andere Ende des Bypasses wird an die Aorta angeschlossen. So wird die Blut- und damit die Sauerstoffversorgung des gesamten Herzens sichergestellt.

Bei der Bypass-Operation wird die Hauptschlagader mit dem Herzkranzgefäßabschnitt durch eine Vene oder Arterie verbunden, der kaum noch mit Blut versorgt wird.

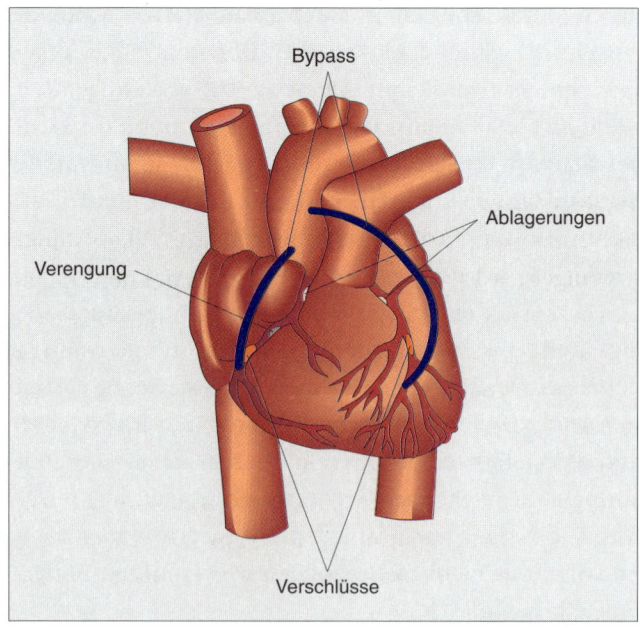

Probleme, die sich nach der Operation ergeben können

Auch die Bypässe können sich – genau wie die Koronararterien – durch Ablagerungen nach einiger Zeit verschließen. Verengungen muß durch eine konsequente Änderung des Lebensstils vorgebeugt werden. Vor allem müssen die Blutfettwerte gesenkt werden, was zum größten Teil über eine Einschränkung des Fettkonsums mit der Nahrung geschieht. In jedem Fall muß der Patient das Rauchen aufgeben und auch bewegen sollte er sich möglichst oft, allerdings muß er aufpassen, daß er sich nicht überfordert. Der Patient kann also selbst sehr viel dafür tun, daß sein Herz nach einer Bypass-Operation möglichst lange funktionstüchtig bleibt.

Ohne eine Änderung der Lebensgewohnheiten hat auch das Einsetzen eines Bypasses nicht viel Sinn.

Ansonsten sind Bypass-Operationen im allgemeinen sehr erfolgreich, auch wenn mehrere Bypässe gelegt werden mußten. Es hat sich herausgestellt, daß Bypässe aus Brustwandarterien länger geöffnet bleiben als Bypässe aus Beinvenen. Doch müssen bei mehreren Bypässen meist sowohl Brustwandarterien als auch Venen verwendet werden, weil nicht genug Arterien zur Verfügung stehen.

Bypass-Operation und Risiken

Die Risiken einer Bypass-Operation sind überschaubar – weniger als 1 % aller Patienten sterben bei der Operation. Allerdings ist das Risiko für Herzinfarkt-Patienten etwas höher als für die Patienten, deren Herz noch nicht durch einen Infarkt vorgeschädigt ist. Dennoch sollte sich auch jeder Herzinfarkt-Patient für eine Bypass-Operation entscheiden, wenn sie ihm vom Kardiologen empfohlen wird. Schließlich kann sie sein Leben retten und erheblich verlängern. Die Bypass-Operation gehört zudem mittlerweile zu den Routine-Operationen der Herzchirurgen.

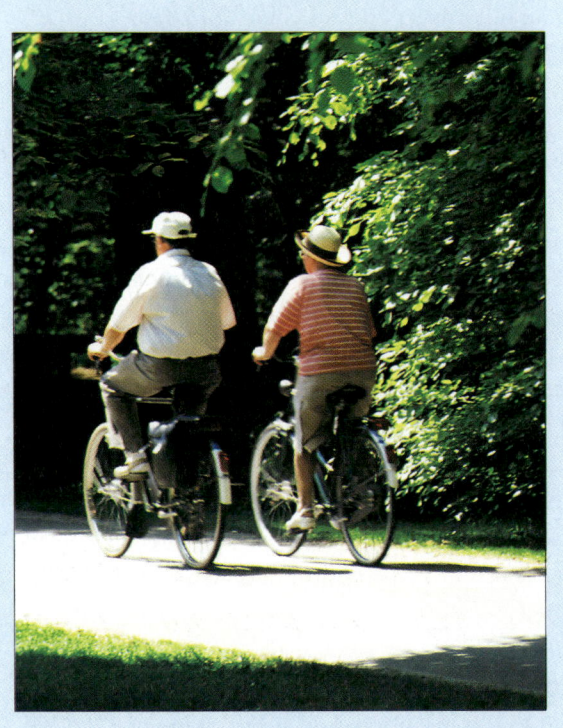

Neues Leben nach dem Herzinfarkt

Ohne Ihre aktive Mithilfe hat auch die beste medizinische Behandlung keinen Sinn. Wenn Sie einem weiteren Herzinfarkt wirkungsvoll vorbeugen wollen, müssen Sie Ihr Leben schon ein wenig ändern. Daß diese Änderungen Sie jedoch keinesfalls besonders einschränken müssen, erfahren Sie im nächsten Kapitel. Ein 6-Wochen-Programm zeigt Ihnen Schritt für Schritt wie Sie Ihr Leben nach dem Herzinfarkt umgestalten sollten. Die leckeren Rezepte aus der Mittelmeerdiät beweisen Ihnen, daß man auch nach einem Herzinfarkt noch richtig schlemmen kann.

Risikofaktoren 60	Anti-Streß-Programm 66	
Zuckerkrankheit 62	Bewegungstraining 72	6-Wochen-Programm 92
Das Rauchen aufgeben 64	Ernährung 88	Rezepte 104

Risikofaktoren ausschalten!

Risikofaktoren Wenn Sie bereits einen Herzinfarkt hinter sich haben, ist es spätestens nach der Entlassung aus der Klinik Zeit, Ihr Leben ein wenig zu ändern.

Es gibt eine Reihe von Risikofaktoren für den Herzinfarkt, die Sie selbst ausschalten können. Zwar ist das sicher nicht immer ganz problemlos, doch mit ein wenig Willenskraft werden auch Sie es schaffen, einem erneuten Herzinfarkt vorzubeugen.

Das Leben ändern, aber wie?

Wenn Sie nicht schon in der Klinik damit aufgehört haben, sollten Sie spätestens jetzt das Rauchen aufgeben. Rauchen verengt die Gefäße und ruft kleinste Verletzungen in den Gefäßinnenwänden hervor – Fettstoffe und andere Substanzen setzen sich ab, die Arterie verengt sich. Auch die Herzkranzgefäße können durch das Rauchen verengt werden – die Gefahr für einen weiteren Herzinfarkt steigt!

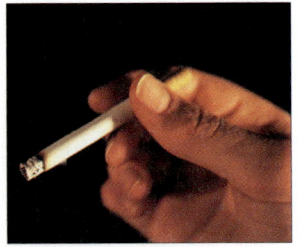

Rauchen ist einer der größten Risikofaktoren für den Herzinfarkt.

Während der Anschlußbehandlung in der Rehaklinik haben Sie vielleicht schon Geschmack daran gefunden, sich etwas mehr zu bewegen. Machen Sie in jedem Fall weiter! Besuchen Sie eine ambulante Herzgruppe, stellen Sie sich Ihre eigenen Bewegungsübungen zusammen, oder suchen Sie sich eine Sportart aus, mit der Sie aktiv gegen eine weitere Verengung und den Verschluß der Herzkranzgefäße vorgehen. Die Hauptsache ist: Der Sport macht Ihnen Spaß! Dann werden Sie sicher lange dabeibleiben.

Leben nach dem Infarkt

Machen Sie zwischendurch auch häufiger einmal ein Päuschen vom Streß des Alltags – seelische Belastungen können nämlich nicht nur auf den Magen, sondern auch aufs Herz schlagen. Vielleicht haben Sie sogar Lust, eine Entspannungstechnik zu erlernen – falls das nicht schon längst in der Rehaklinik geschehen ist. Tun Sie's – und glauben Sie vor allem nicht, daß die Zeit, die Sie für die Entspannung verwenden, vertane Zeit ist – ganz im Gegenteil. Sie tun Ihrem Herzen etwas Gutes, indem Sie den Streß einfach ausschalten.

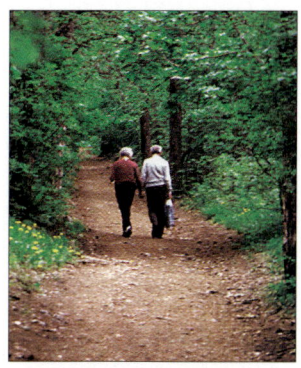

Schalten Sie den Streß durch gezielte Entspannung aus – Ihr Herz wird es Ihnen danken!

Ganz besonders wichtig ist die Umstellung der Ernährung. Die meisten Herzinfarkt-Patienten haben vor dem Infarkt viel zu fettreich gegessen und eine zu große Menge tierischer Fette aufgenommen. Das muß sich ändern! Schließlich erhöht eine fettreiche Ernährung die Blutfettwerte und damit das Risiko für Arteriosklerose und Herzinfarkt. Aber keine Angst! Sie werden sehen, daß eine fettarme Kost genauso schmackhaft, wenn nicht sogar noch schmackhafter ist als eine Ernährung mit viel Fett.

Nicht zuletzt purzeln bei einer fettarmen Ernährung auch die Pfunde! Übergewicht gehört schließlich auch zu den Risikofaktoren, die Sie nach einem Herzinfarkt ausschalten sollen. Wer sich fettarm ernährt, hat in der Regel weniger Gewichtsprobleme.

Beeinflußbare Risikofaktoren im Überblick

◆ Rauchen
◆ Bewegungsmangel
◆ Streß
◆ Übergewicht
◆ Ungesunde, fettreiche Ernährung

Gegen die Zuckerkrankheit angehen

Zuckerkrankheit **Personen, die unter Diabetes mellitus leiden, sind stärker herzinfarktgefährdet. Gegen die Zuckerkrankheit kann der Arzt einerseits Medikamente verordnen, andererseits reicht oft bereits eine Umstellung der Ernährung aus, um den Diabetes in den Griff zu bekommen.**

Beim Diabetes mellitus ist der Blutzuckerspiegel erhöht. Der Zucker greift die Innenwände der Blutgefäße an und verursacht kleinste Verletzungen, in denen sich Ablagerungen bilden, die das Blutgefäß verengen. Ist ein Herzkranzgefäß betroffen, kann es zum Herzinfarkt kommen, wenn sich das Blutgefäß durch ein Gerinnsel verschließt. Herzinfarkt-Patienten sollten einen Test auf Diabetes machen lassen, denn bleibt die Krankheit unbehandelt, erhöht sich das Risiko für einen Infarkt.

Schuld am Diabetes mellitus ist das von der Bauchspeicheldrüse hergestellte Hormon Insulin bzw. ein Mangel an Insulin. Dies Hormon reguliert den Blutzuckerspiegel, indem es die Zellen des Körpers für den Blutzucker öffnet, der von den Zellen dann verwertet wird. Beim sogenannten Altersdiabetes (Typ-II-Diabetes) produziert die Bauchspeicheldrüse zwar vermehrt Insulin, doch die Körperzellen reagieren nicht richtig auf das Hormon, so daß der Blutzuckerspiegel erhöht bleibt. Nach einiger Zeit ist die Bauchspeicheldrüse so erschöpft, daß sie kaum noch Insulin herstellt.

Der Altersdiabetes wird vor allem durch Übergewicht, falsche Ernährung und Bewegungsmangel verur-

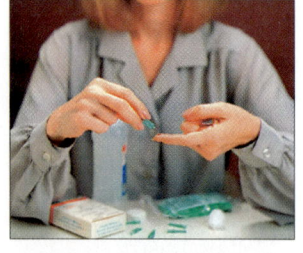

Lassen Sie sich in jedem Fall auf Diabetes testen – die Zuckerkrankheit erhöht die Gefahr für einen weiteren Herzinfarkt.

sacht. Wenn die Krankheit noch nicht weit fortgeschritten ist, kann sie oft allein mit einer Umstellung der Ernährung behandelt werden.

Abbau des Übergewichts

Der erste Schritt bei Altersdiabetes besteht darin, Übergewicht zu reduzieren. Das gelingt am besten mit einer gesunden, fettarmen Mischkost und einer – nicht zu starken – Verringerung der täglichen Kalorienzufuhr. Um sicher und kontinuierlich abzunehmen, reicht es schon, pro Tag rund 300 Kilokalorien (kcal) weniger zu sich zu nehmen als der Körper benötigt. Eine Frau mittleren Alters, die einer leichten körperlichen Tätigkeit nachgeht, muß dann statt ca. 2100 kcal 1800 kcal zu sich nehmen, ein Mann im gleichen Alter mit einer vergleichbaren Tätigkeit nimmt statt 2500 kcal 2200 kcal zu sich. Allerdings müssen die Patienten sich darauf gefaßt machen, daß die Gewichtsabnahme langsamer als bei vielen „Blitzdiäten" vor sich geht. Dafür nehmen sie nach Abschluß der Diät nicht wieder so rasch zu.

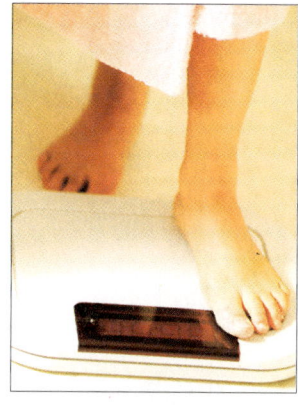

Schon eine Gewichtsabnahme kann den Blutzuckerspiegel senken.

Durch Bewegung läßt sich die Gewichtsabnahme noch steigern. Deshalb sollten Sie mindestens zweimal in der Woche für anderthalb Stunden Sport treiben. Bewegung ist jedoch nicht nur für die Figur gut, auch zur Senkung des Blutzuckerspiegels und zur Gesunderhaltung der Blutgefäße trägt sportliche Betätigung bei.

Worauf bei der Ernährung zu achten ist

Diabetiker dürfen fast alles zu sich nehmen, was ihnen schmeckt. Allerdings müssen sie herkömmlichen Zucker und alle Nahrungsmittel, die ihn enthalten, meiden bzw. durch Nahrungsmittel mit Zuckeraustauschstoffen ersetzen. Zudem müssen sie auf die Aufnahme von Kohlenhydraten achten. Der Arzt legt fest, welche Menge an Kohlenhydraten der Patient zu sich nehmen darf.

Schluß mit dem Rauchen!

Das Rauchen aufgeben Rauchen ist einer der größten Feinde der Blutgefäße. Herzinfarkt-Patienten sollten im Sinne ihrer Gesundheit daher unbedingt das Rauchen aufgeben. Damit tun sie viel, um einem weiteren Infarkt vorzubeugen.

Die meisten Patienten hören zwar bereits im Krankenhaus mit dem Rauchen auf, doch viele werden nach kurzer Zeit wieder rückfällig. Machen Sie sich bewußt, daß Sie mit jeder Zigarette einem weiteren Infarkt den Weg ebnen.

Aufhören, aber wie?

Mit dem Rauchen aufzuhören fällt den wenigsten Rauchern leicht. Schließlich dient die Zigarette als Trost, als Belohnung, als Krücke, an der man sich in Belastungssituationen festhalten kann, und als vieles mehr. Am besten ist es dennoch, von einem Tag auf den anderen mit dem Rauchen aufzuhören und alle Tabak- und Zigarettenvorräte wegzuwerfen. Wer nach und nach aufhört, läßt sich immer ein Hintertürchen offen („Heute wollte ich eigentlich nur fünf Zigaretten rauchen. Jetzt sind es doch zehn geworden. Na, morgen ist auch noch ein Tag!"). Viele schaffen es auf diese Weise nicht, vom Rauchen loszukommen.

Möglicherweise fürchten Sie sich vor körperlichen Entzugserscheinungen, doch keine Angst: Nur die wenigsten Raucher bekommen tatsächlich körperliche Beschwerden, wenn sie keine Zigarette mehr anrühren.

Sinnvoll ist es, die Zigaretten vom einen auf den anderen Tag einfach nicht mehr anzurühren.

Falls doch Entzugserscheinungen auftreten sollten, können sie durch Nikotinpräparate (z. B. Nikotinkaugummis) gemildert werden.

Der automatische Griff nach der Zigarette

Viel schwerer als die körperliche ist es, die seelische Abhängigkeit von der Zigarette zu überwinden. Schließlich hat man sonst in allen möglichen Situationen zur Zigarette gegriffen: nach dem Essen, zum Kaffee, zur Entspannung und so weiter. Nun soll da plötzlich nichts mehr sein, an dem man sich festhalten kann?

Greifen Sie in solchen Situationen doch einfach zu einem Apfel, zu einem Kaugummi oder etwas anderem, das nicht zu viele Kalorien hat. So überstehen Sie kritische Situationen leichter. Sie können sich natürlich auch ablenken, indem Sie rasch eine Tätigkeit verrichten, bei der Sie normalerweise nicht geraucht haben.

Auf einen Kneipenbesuch sollten Sie in der Anfangszeit lieber verzichten. Dort rauchen zu viele andere und die Verlockung ist zu groß, selbst mitzurauchen – vor allem nach ein paar Gläsern Bier werden Sie den Wunsch nach einer Zigarette verspüren und möglicherweise alle guten Vorsätze über den Haufen werfen.

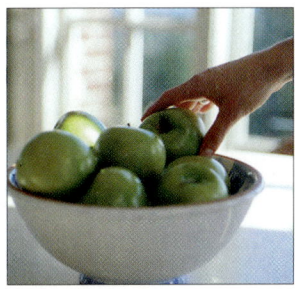

Warum nicht einen Apfel statt einer Zigarette?

Zusammen mit anderen aufhören

Vielleicht haben Sie auch das Gefühl, daß Sie allein es nicht schaffen, mit dem Rauchen aufzuhören. Schließen Sie sich doch einfach einem Nichtraucherkurs an. Solche Kurse werden unter anderem von Krankenkassen und Gesundheitszentren angeboten. Zusammen mit anderen ist es leichter, das Rauchen aufzugeben.

Auch in der Rehaklinik wird oft ein Nichtrauchertraining angeboten. Nehmen Sie in jedem Fall daran teil – Sie erhalten viele gute Ratschläge, unter anderem wie Sie auch in Krisensituationen auf Zigaretten verzichten.

Entspannungsmethoden wie Yoga oder autogenes Training können ebenfalls dazu beitragen, besser damit fertig zu werden, nicht mehr zu rauchen.

Gib dem Streß keine Chance!

Anti-Streß-Programm Sich zu entspannen – das fällt vor allem Herzinfarktpatienten oft schwer. Dabei ist Entspannung notwendig, um den Alltagsstreß abzuschütteln. Nicht zuletzt schützen Sie auch Ihr Herz vor einem weiteren Infarkt, wenn Sie mal so richtig ausspannen.

Streß scheint heute allgegenwärtig zu sein: Jeder fühlt sich gestreßt – sowohl im Beruf als auch in der Freizeit. Streß an sich ist zwar eine ganz normale körperliche Reaktion, doch so wie die meisten von uns mit Streß umgehen, ist er einfach nur ungesund.

Was passiert bei Streß im Körper?

In der Streßsituation schüttet der Körper auf einen Reiz hin (z. B. bei Termindruck) bestimmte Stoffe aus, die den Organismus in Alarmbereitschaft versetzen. Die betroffene Person ist aufmerksamer als sonst, der Blutdruck und die Blutfettwerte steigen an. Diese Reaktion hat ihren Sinn: Der Körper kann nun rasch reagieren, wenn Gefahr droht – die Person wird in die Lage versetzt, zu kämpfen oder zu flüchten. Durch die körperliche Aktion Kampf oder Flucht werden die Streßhormone abgebaut, Entspannung und Ruhe kehren wieder ein, die Vorgänge im Körper normalisieren sich.

Die Streßreaktion ist im Prinzip noch ein Relikt aus der Steinzeit, als die Menschen nur die Wahl hatten, sich bei Gefahr entweder zu verteidigen oder zu flüchten. Heute haben wir diese Wahl in der Regel nicht mehr –

Bei der Streßreaktion steigt unter anderem der Blutdruck an.

schließlich können wir schlecht unseren Chef anbrüllen oder vor ihm Reißaus nehmen. Schlecht für uns, denn wenn wir uns ruhig verhalten, können wir die Streßhormone nicht so rasch abbauen, wie es eigentlich gesund wäre. Indem diese Hormone den Blutdruck und die Blutfettwerte erhöhen, schaden sie insbesondere bei Herzinfarkt-Patienten auch dem Herzen. Die meisten von uns sind Tag für Tag vielen Streßsituationen ausgesetzt, so daß sich die Streßhormone im Körper anreichern und das Herz noch mehr Schaden nimmt. Sinnvoll ist es deshalb, mit einfachen Mitteln die Streßhormone abzubauen: mit Sport oder Entspannung. Genauso sinnvoll ist es jedoch, den Streß erst gar nicht aufkommen zu lassen. Auch das ist gar nicht so schwierig, wie man vielleicht meinen möchte.

Lernen Sie nein zu sagen

Viele Menschen befinden sich im Dauerstreß, weil sie nicht gelernt haben nein zu sagen. Sie übernehmen z. B. die Arbeit anderer, wenn sie darum gebeten werden. Bittet der Chef sie darum, Mehrarbeit zu leisten, selbst wenn sie schon völlig ausgelastet sind, übernehmen sie klaglos auch noch weitere Aufgaben. Auch in ihrer Freizeit übernehmen sich viele, weil sie meinen, sie müßten unbedingt noch etwas erleben.

Vor allem Herzinfarkt-Patienten sollten es gar nicht soweit kommen lassen, daß sie sich gestreßt fühlen. Wenn Sie jemand um einen Gefallen bittet, sagen Sie nur zu, falls Sie wirklich Zeit und Lust dazu haben, sonst lehnen Sie ab. Sie müssen lernen nun etwas egoistischer zu sein und auf Ihren Körper zu achten. Die anderen werden es schon verstehen, wenn Sie ihnen Ihre Beweggründe erklären. Allerdings sind Sie auch nicht dazu verpflichtet, sich zu rechtfertigen, wenn Sie einen Gefallen abschlagen.

Sie müssen keine Angst haben, die Sympathie der anderen zu verlieren, nur weil Sie ihren Bitten nicht nachkommen. Vielleicht sind die anderen im ersten Moment enttäuscht, doch über diese Enttäuschung kommen die meisten schnell hinweg.

Muskel-Entspannung nach Jacobson

Wenn Sie oft unter Streß stehen, sollten Sie in jedem Fall eine Entspannungsmethode erlernen. Sehr schnell und einfach ist die Muskel-Entspannung nach Jacobson, auch progressive Muskelrelaxation genannt, zu erlernen. Sie müssen sich zu Anfang allerdings täglich etwa 15 Minuten Zeit zum Üben nehmen – Ihre Gesundheit sollte es Ihnen jedoch wert sein.

Abwechselnde Anspannung und Entspannung der Muskeln

Wenn Sie zu Anfang täglich üben, werden Sie die Muskel-Entspannung nach Jacobson rasch beherrschen.

Bei der Muskel-Entspannung nach Jacobson werden bestimmte Muskelgruppen für eine Zeitlang angespannt und anschließend wieder entspannt. Der ständige Wechsel von Anspannung und Entspannung hilft dabei, sich richtig zu entspannen.

Die Muskel-Entspannung nach Jacobson können Sie problemlos allein durchführen. Legen Sie sich auf das Bett oder auf eine Isomatte – wenn es Ihnen lieber ist, können Sie sich auch bequem aufs Sofa setzen. Beginnen Sie nun mit Ihrer linken Hand, ballen Sie sie zur Faust, spannen Sie die Muskeln an, so stark Sie können, und lassen Sie sie fünf Sekunden lang angespannt. Nun lockern Sie die Muskeln in Ihrer Hand wieder. Spüren Sie, daß die Hand nun ganz entspannt ist? Bevor Sie nun mit der rechten Hand weitermachen, sollten Sie zehn Sekunden lang ausruhen und die Empfindungen, die Sie verspüren, genau beobachten. Nun ist die rechte Hand an der Reihe: Ballen Sie sie zur Faust, spannen Sie die Muskeln fünf Sekunden lang an, und entspannen Sie die Muskulatur anschließend für zehn Sekunden.

Im Anschluß sind die Armmuskeln an der Reihe. Drücken Sie die Handflächen für fünf Sekunden so stark Sie können gegeneinander (Anspannung der Unterarmmuskulatur). Nun entspannen Sie die Muskeln

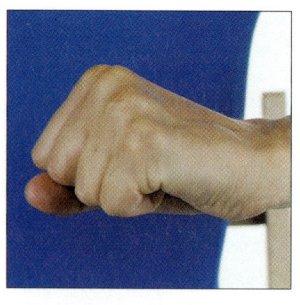

Abwechselnd die rechte und linke Hand zur Faust ballen, die Spannung für mehrere Sekunden halten und wieder lockern.

für zehn Sekunden. Jetzt kommen die Oberarmmuskeln zu Ihrem Recht. Winkeln Sie die Unterarme ab, und spannen Sie die Oberarmmuskeln an. Dann folgen erneut zehn Sekunden der Entspannung.

Auch Ihre Gesichtsmuskeln können Sie anspannen: Legen Sie Ihre Stirn in Falten, und heben Sie die Augenbrauen an, soweit Sie können. Halten Sie die Spannung für fünf Sekunden, und entspannen Sie sich wieder. Dann machen Sie die Augen ganz fest zu (fünf Sekunden lang), bis Sie sie wieder öffnen. Beißen Sie dann die Zähne zusammen (fünf Sekunden), entspannen Sie sich, und drücken Sie dann die Ober- auf die Unterlippe. Jetzt folgen wieder zehn entspannende Sekunden.

Pressen Sie anschließend den Nacken stark gegen die Lehne Ihres Sessels oder auf die Unterlage, auf der Sie liegen (fünf Sekunden). Danach entspannen Sie sich für zehn Sekunden. Senken Sie Ihren Kopf in Richtung Brust, und verharren Sie in dieser Stellung fünf Sekunden. Darauf folgen – wie könnte es anders sein – zehn Sekunden Entspannung. Im Anschluß daran ziehen Sie die Schultern ganz weit nach oben und halten diese Position fünf Sekunden lang – anschließend wieder entspannen. Ihre Arme ziehen Sie nun nach hinten am Körper entlang, so daß die Schulterblätter soweit wie möglich nach hinten zeigen (fünf Sekunden). Danach entspannen Sie die Muskeln wieder.

Auch nach den folgenden Übungen müssen Sie sich immer wieder entspannen. Atmen Sie nun ganz tief ein (fünf Sekunden), der Brustkorb wird dabei angespannt. Dann schieben Sie den Bauch soweit wie möglich vor. Spannen Sie nun Ihre Gesäßmuskeln, indem Sie die beiden Gesäßhälften zusammendrücken. Stellen Sie die Beine leicht auf, und spannen Sie dann die Oberschenkelmuskeln an. Ziehen Sie die Füße nach oben hoch, um die Wadenmuskulatur in Spannung zu bringen.

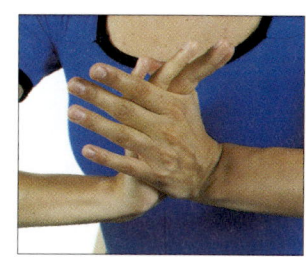

Das Zusammenpressen der Handflächen entspannt die Armmuskulatur.

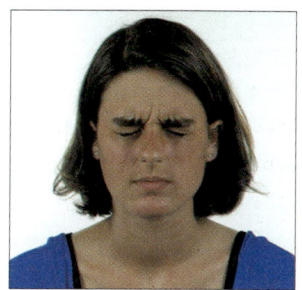

Auch die Gesichtsmuskulatur kann man entspannen.

Wenn Sie die Muskel-Entspannung nach Jacobson mehrmals durchgeführt haben, können Sie das Gefühl der Entspannung nahezu von selbst abrufen, ohne alle Muskeln des Körpers nacheinander anspannen und entspannen zu müssen.

Auch Atmen kann Entspannung bringen

Haben Sie schon einmal davon gehört, daß Sie sich auch durch das richtige Atmen entspannen können? Nein? Dann wird es aber höchste Zeit, daß Sie eine Atementspannungstechnik lernen, denn diese können Sie jederzeit – selbst im größten Streß anwenden.

Versuchen Sie doch einfach einmal stärker mit dem Bauch zu atmen: Lassen Sie die Luft durch die Nase in Ihren Körper einströmen – zunächst in den Brustkorb. Sie müssen richtig merken, wie Ihr Brustkorb anschwillt. Dann lassen Sie die Luft wieder aus dem Körper heraus. Merken Sie, wie Ihr Brustkorb fast „zusammenfällt"? Beim nächsten Atemzug lassen Sie die Luft durch die Nase in den Bauchraum strömen. Ihr Bauch wird immer praller. Dann atmen Sie wieder aus. Bei den

Legen Sie sich bequem auf das Bett oder den Boden. Atmen Sie ganz langsam durch die Nase ein. Merken Sie, wie die Luft in Bauch und Brustkorb strömt. Halten Sie dann zwei Sekunden lang die Luft an, und lassen Sie sie im Anschluß ganz langsam wieder aus dem Bauch und dem Brustkorb heraus. Wiederholen Sie die Übung zehnmal.

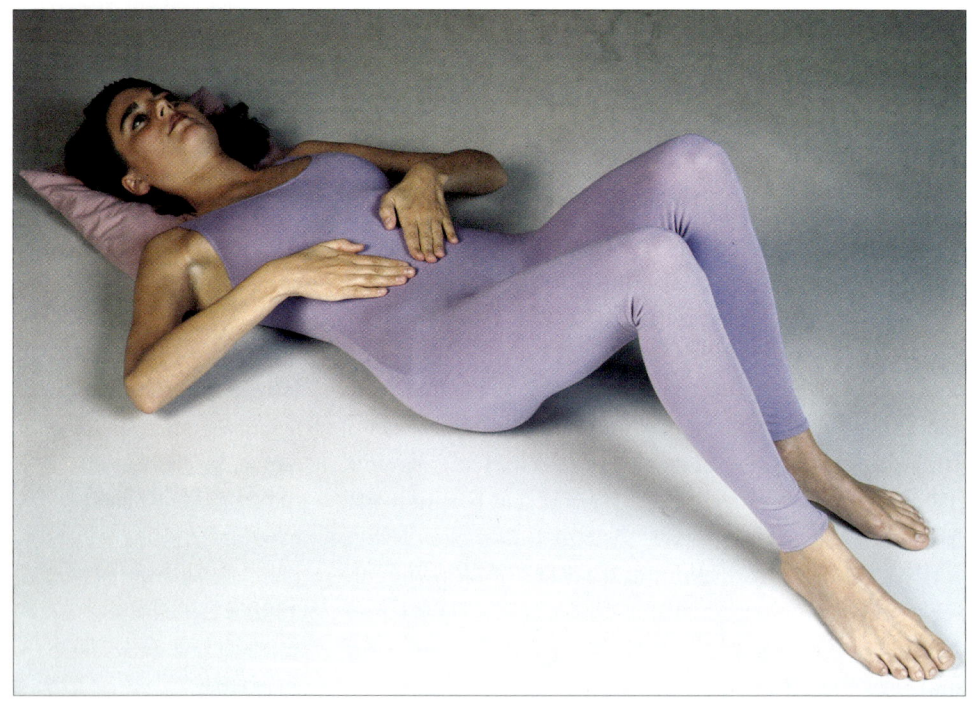

folgenden Atemzügen sollten Sie die Bauchatmung beibehalten. Vielleicht legen Sie die Hand auf Ihren Bauch, damit Sie die Bauchatmung richtig spüren? Beim Einatmen hebt sich die Bauchdecke, beim Ausatmen sinkt sie wieder ein.

Vielleicht gefällt Ihnen ja die sogenannte Spontanentspannungstechnik besser? Mit ihrer Hilfe können Sie sich innerhalb kürzester Zeit entspannen.

Atmen Sie durch die Nase tief ein. Nach dem Einatmen machen Sie keine Pause, sondern atmen gleich wieder aus – erst dann soll die Atmung für fünf bis zehn Sekunden pausieren. Danach atmen Sie wieder ein und atmen sofort wieder aus. Anschließend halten Sie den Atem wieder an. Wenn Sie diese Atemtechnik drei bis vier Minuten beibehalten, werden Sie feststellen, daß Sie sich viel entspannter fühlen.

Autogenes Training und Yoga

Yoga und das autogene Training sind zwei weitere Entspannungsmethoden, die sich für Herzinfarkt-Patienten gut eignen. Allerdings sollten Sie diese Techniken in einem Kurs unter Anleitung lernen. Zudem müssen Sie täglich mindestens 15 Minuten einkalkulieren, um Entspannungsübungen durchzuführen.

Beim autogenen Training müssen Sie sich bestimmte körperliche Empfindungen („Mein Arm wird ganz warm und schwer.") gedanklich vorstellen. Wenn Sie sich richtig konzentrieren, werden Sie diese Empfindungen auch spüren. Sie suggerieren sich also selbst Gefühle, durch die sich körperliche und seelische Entspannung einstellt.

Beim Yoga führen Sie festgelegte Bewegungsübungen durch, auf die Sie sich völlig konzentrieren. Durch die Konzentration auf die Bewegungen kommt es ebenfalls zur Entspannung.

Selbst wenn Sie nicht besonders gelenkig sind, können Sie Yoga erlernen. Die Bewegungen sind nicht so schwierig, wie sie aussehen.

Bewegungsmangel – nein danke!

Bewegungstraining Zahlreiche Untersuchungen haben unabhängig voneinander festgestellt, daß Bewegung bis zu einem gewissen Grad vor dem Herzinfarkt schützt.

Personen, die sich wenig bewegen, sind wesentlich stärker herzinfarktgefährdet als andere, die regelmäßig Sport treiben, selbst wenn erstere sich gesund ernähren, kein Übergewicht haben und nicht rauchen. Deshalb ist Bewegung für Herzinfarkt-Patienten besonders wichtig. Allerdings müssen sie selbstverständlich maßvoll trainieren und vor dem Beginn des Trainings den Arzt konsultieren, der feststellt, wie stark sie sich körperlich belasten dürfen.

Warum schützt Bewegung vor dem Herzinfarkt?

Körperliches Training erhöht die Konzentration des HDL-Cholesterins im Blut. HDL-Cholesterin ist auch als „gutes" Cholesterin bekannt, da es sonst Cholesterin aus dem Blut abtransportiert, welches sich an den Innenwänden der Blutgefäße absetzt und zur Arteriosklerose beiträgt.

Hinzukommt, daß Sport die Belastbarkeit des Herzens steigert: Bei einem Untrainierten steigt die Pulsfrequenz schon bei leichten körperlichen Anstrengungen stark an, während sie sich bei jemandem, der körperlich fit ist, nur geringfügig erhöht. Der Grund: Bei Anstrengungen brauchen die Zellen des Körpers mehr Sauerstoff – das Herz muß also mehr Blut durch den Körper pumpen, es muß deshalb schneller schlagen. Je mehr

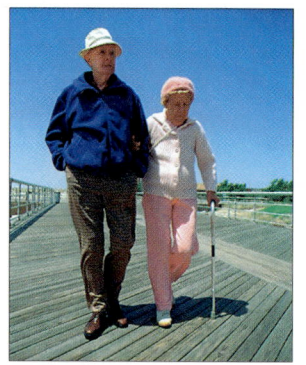

Personen, die sich wenig oder gar nicht bewegen, erleiden eher einen Herzinfarkt als körperlich Durchtrainierte.

sich jemand bewegt, um so besser ist der Körper an die Belastungen angepaßt. Die Zellen benötigen nicht mehr soviel Sauerstoff. Außerdem vergrößert sich durch regelmäßige Bewegung das Herz – es wird leistungsfähiger. Die Pulsfrequenz sinkt – nicht nur bei Anstrengungen, sondern auch im Ruhezustand. Das Herz muß nicht mehr soviel arbeiten, es wird nicht mehr so stark belastet. Die Folge: Das Risiko für einen Herzinfarkt sinkt.

Ganz wichtig: der Belastungstest

Bevor Sie mit Ihrem körperlichen Training beginnen, müssen Sie den Arzt fragen, welche Art Sport Sie mit welcher Intensität betreiben dürfen. Herzinfarkt-Patienten sind weniger belastbar als Herzgesunde. Deshalb müssen sie auch beim Sport zunächst etwas kürzer treten. Mit zunehmender körperlicher Fitneß erhöht sich jedoch in der Regel auch die Belastbarkeit von Herzinfarkt-Patienten.

Der Arzt wird Ihre Leistungsfähigkeit mit Hilfe eines Belastungs-EKGs (Ergometrie) feststellen. Dazu müssen Sie entweder auf einem Standfahrrad in die Pedale treten oder auf einem Laufband Ihre „Socken qualmen" lassen. Alle drei bis fünf Minuten wird die Belastung erhöht – in der Regel um 25 Watt. Dabei wird unter anderem die Pulsfrequenz gemessen – spätestens, wenn eine Pulsfrequenz von 220 pro Minute abzüglich des Lebensalters erreicht (bei einem 50jährigen z. B. ein Puls von 170 Schlägen) ist, wird der Test in der Regel abgebrochen. Liegt die Belastbarkeit unter 75 Watt, wird der Arzt vermutlich nur ein geringfügig belastendes körperliches Aufbautraining – am besten unter ärztlicher Aufsicht – empfehlen. Sonst wird er Ihnen erlauben, Sport zu treiben – allerdings müssen Sie gut auf Ihre Pulsfrequenz achten.

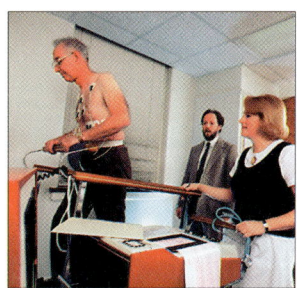

Vor dem Beginn der sportlichen Betätigung muß der Arzt die individuelle Belastbarkeit feststellen.

So hoch sollte der Trainingspuls bei Herzgesunden sein	
Alter	Trainingspuls (65–75% der maximalen Pulsfrequenz)
20	130–150
30	124–143
40	117–135
50	111–128
60	104–120
70	98–113

Die maximale Pulsfrequenz, die Sie beim Training erreichen sollten, erfahren Sie von Ihrem Arzt.

Der Puls – Gradmesser der Belastbarkeit

Auch während der körperlichen Betätigung sollte eine Pulsfrequenz von 220 abzüglich dem Lebensalter nicht überschritten werden. Bei Herzinfarkt-Patienten wird der Arzt oft noch geringere Werte angeben. Da einige wirksame Medikamente Einfluß auf die Pulsfrequenz haben, muß dies ebenfalls von Ihrem Arzt berücksichtigt werden. Am effektivsten ist das Training, wenn durchweg höchstens 65 bis 75 % der maximalen Pulsfrequenz erreicht werden.

Den Puls können Sie ganz leicht selbst messen – Sie brauchen dazu nur eine Uhr mit Sekundenzeiger. Ertasten Sie den Puls am Arm, indem Sie den Zeige- und den Mittelfinger auf die Unterseite Ihres Arms, einige Zentimeter vom Handgelenk entfernt, auf die dort befindliche Arterie legen. Zählen Sie die Pulsschläge zehn Sekunden lang (schauen Sie dabei auf die Uhr). Dann multiplizieren Sie das Ergebnis mit der Zahl 6 – schon haben Sie die Pulsfrequenz pro Minute. Sie können bei der Pulsmessung auch 15 Sekunden verstreichen lassen und das Ergebnis mit 4 multiplizieren. Sie können es aber auch noch einfacher haben, wenn Sie nicht gern rechnen. Es gibt sogenannte Herzfrequenz-Meßgeräte, die Sie entweder in der Apotheke oder im Sanitätsfachhandel erhalten. Wenn sie dort nicht vorrätig sind, können Sie bestellt werden. Diese Geräte bestehen aus einem Brustgurt mit einem Sender und einem Pulsablesegerät, das wie eine Armbanduhr aussieht und genauso am Handgelenk getragen wird. Bei diesem Gerät können Sie jederzeit Ihren Puls ablesen.

Messen Sie bitte hin und wieder auch Ihren Ruhepuls. Sie werden feststellen, daß er ebenfalls sinkt, je trainierter Sie sind. Das bedeutet, daß Ihr Herz auch in Ruhe nicht mehr so stark arbeiten muß, wenn Sie körperlich aktiv sind. Wenn Ihr Ruhepuls durch das Training um nur zwei Schläge pro Minute sinkt, bedeutet das, daß Ihr Herz täglich knapp 3000mal seltener schlagen muß, um den Körper mit Sauerstoff zu versorgen. Es ist also einer viel geringeren Belastung ausgesetzt.

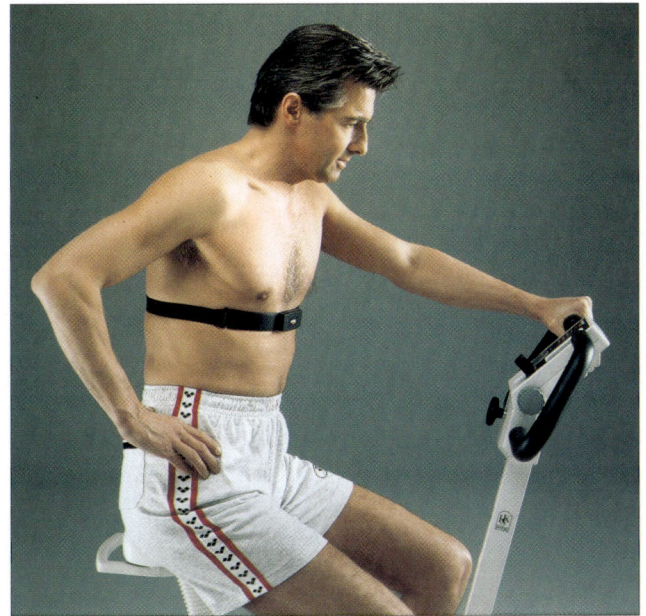

Ein Herzfrequenz-Meßgerät kann zumindest zu Beginn des Trainings gute Dienste leisten.

Welche Sportarten sind für Herzinfarkt-Patienten geeignet?

◆ **Wandern**

Sehr gut geeignet für Herzinfarkt-Patienten. Besonders positiv ist, daß diese Sportart jederzeit ausgeübt werden kann, daß die Bewegung an der frischen Luft stattfindet und daß die Gelenke gegenüber dem Laufen geschont werden. Auch die Verletzungsgefahr ist beim Wandern sehr gering. Allerdings sollten Sie nicht im langsamen Tempo dahinschlendern, sondern zwischendurch immer wieder einmal so rasch gehen, daß der vom Arzt empfohlene Trainingspuls erreicht wird. Wenn Sie etwa 30 Minuten lang wandern, sollten Sie 20 Minuten lang den Trainingspuls erreichen. Bei einer längeren Wanderung sollten Sie zwischen vier bis fünf Kilometer pro Stunde zurücklegen.

◆ **Joggen**

Ebenfalls ein idealer Sport für Herzinfarkt-Patienten, der immer dann ausgeübt werden kann, wenn man Lust dazu hat. Falls Sie jedoch unter Gelenkerkrankungen leiden, sollten Sie besser nicht joggen, da die Gelenke durch das Laufen zu stark belastet werden. Beim Laufen sollten Sie sich nicht übernehmen. Joggen Sie stets nur so schnell, daß Sie sich noch problemlos dabei unterhalten können. Außer Atem sollten Sie nicht kommen.

◆ **Schwimmen**

Für die meisten Herzinfarkt-Patienten sehr gut geeignet, vor allem für diejenigen, die außerdem noch unter Gelenkbeschwerden leiden, denn im Wasser werden die Gelenke nicht belastet. Schwimmen kann man bis ins hohe Alter, die Kosten sind gering, und man kann sowohl im Winter als auch im Sommer ein Schwimmbad aufsuchen. Herzinfarkt-Patienten sollten jedoch darauf achten, daß die Wassertemperatur zwischen 28 und 32 °C liegt. Beim Schwimmen sollten Sie sich zwischendurch immer wieder so stark anstrengen, daß der Trainingspuls erreicht wird (am Anfang höchstens ein bis zwei Minuten lang), dann reduzieren Sie die Anstrengung etwas, um sie nach kurzer Zeit erneut zu steigern.

- **Ski wandern**
Sehr gut geeignet für Herzinfarkt-Patienten, leider nur im Winter durchführbar. Beim Skiwandern kann jeder sein eigenes Tempo bestimmen. Zwischendurch sollte immer wieder der Trainingspuls erreicht werden, darauf folgen stets kleinere Pausen, bis die Intensität gesteigert wird.

- **Rad fahren**
Sehr gut geeignet für Herzinfarkt-Patienten. Radfahren ist – mit der passenden Kleidung – zu fast jeder Jahreszeit möglich, man kann sich die Geschwindigkeit und die Dauer der Radtour selbst aussuchen. Sinnvoll ist es, zunächst zwei- bis dreimal die Woche fünf bis zehn Kilometer mit dem Rad zurückzulegen, die Strecke kann nach und nach gesteigert werden. Strengen Sie sich zwischendurch ruhig etwas an, treten Sie stärker in die Pedale, um Ihren Trainingspuls zu erreichen. Danach fahren Sie wieder ganz gemütlich, um nach einiger Zeit das Tempo wieder zu steigern.

- **Ballspiele (Basketball, Volleyball, Fußball)**
Auch diese Sportarten sind für Herzinfarkt-Patienten geeignet, wenn sie keinen Wettkampfcharakter besitzen. Leistungs- oder Wettkampfsport sind für Herzinfarkt-Patienten nämlich weniger gut geeignet, da man sich dabei leicht überanstrengt. In einer Hobby- oder Freizeitmannschaft können diese Ballspiele jedoch großen Spaß machen, ohne daß man sich dabei überfordert. Wenn Sie sich für eine Ballsportart entscheiden, sollten Sie die Sache nicht bierernst nehmen, sondern auch darüber lachen können, wenn Ihre Mannschaft verliert, denn sonst artet der Sport in Streß aus.

- **Paddeln, Rudern**
Paddeln und Rudern sind für Herzinfarkt-Patienten in der Regel sehr gut geeignet, denn sie trainieren einerseits die Ausdauer, andererseits tut den meisten Patienten die Ruhe auf dem Wasser sehr gut. Beim Paddeln kann man sich mit dem Boot zwischendurch einmal treiben lassen, man kann sich aber auch richtig anstrengen, so daß der Trainingspuls erreicht wird. Genau das sollten Sie zwischendurch in jedem Fall auch tun!

◆ **Tennis**
Tennis kann ein geeigneter Sport für Herzinfarkt-Patienten sein, wenn sie sich dabei nicht überfordern, was leicht geschieht. Schließlich handelt es sich beim Tennis um eine Sportart mit Wettkampfcharakter. Wenn Sie ehrgeizig sind und schlecht verlieren können, sollten Sie nicht Tennis spielen.

◆ **Kraftsport**
Kraftsporttraining ist zwar zum Muskelaufbau sehr beliebt, doch Herzinfarkt-Patienten sollten lieber die Finger davon lassen. Wenn Sie beim Krafttraining Gewichte heben oder hochdrücken müssen, atmen Sie meistens sehr gepreßt. Für Ihren Kreislauf und vor allem für Ihr Herz ist das gar nicht gut. Deshalb: Wählen Sie lieber eine andere Sportart.

◆ **Gymnastik**
Gymnastik ist für Herzinfarkt-Patienten sehr gut geeignet – Gymnastik stärkt die Muskeln und fördert die Beweglichkeit, zudem kann man Tempo und Anstrengung selbst regulieren. Gymnastik sollte neben einer Ausdauersportart wie Schwimmen, Radfahren, Laufen, Wandern oder Paddeln immer zum Sportprogramm von Herzinfarkt-Patienten dazugehören, zumal man die Übungen jederzeit allein durchführen kann. Gymnastik eignet sich außerdem zum Aufwärmen des Körpers.

◆ **Golf**
Golf können Herzinfarkt-Patienten unbesorgt spielen, wenn sie sich dabei nicht zu sehr aufregen. Allerdings sollten Sie beim Golfen darauf achten, zwischendurch immer einmal wieder den Trainingspuls zu erreichen.

◆ **Achtung**
Alle Sportarten mit Wettkampfcharakter und vor allem Leistungssport sind für Herzinfarkt-Patienten tabu. Die Anstrengungen dabei sind viel zu groß, so daß Sie Ihrem Herzen damit nichts Gutes tun. Sie können sich zwar durchaus im Sport mit anderen messen – allerdings sollten Sie die ganze Sache nur spielerisch angehen

Mit mehreren macht der Sport mehr Spaß

Wer nur allein trainiert, verliert oft nach einiger Zeit die Freude am Sport. Schließlich hat er niemandem, mit dem er während des Sports einmal reden könnte oder der einen zum Training animiert, obwohl die rechte Lust nicht vorhanden ist. Suchen Sie deshalb nach Gleichgesinnten, die mit Ihnen – zumindest hin und wieder – zusammen trainieren.

Wenn Sie Ihre Sportart in einem Sportverein ausüben, finden Sie immer jemanden, der mit ihnen trainiert. Haben Sie sich jedoch für eine Sportart entschieden, die Sie allein ausüben können (z. B. Radfahren, Schwimmen), können Sie z. B. Ihre Familienmitglieder, Freunde oder Bekannten fragen, ob sie nicht Spaß daran hätten, mit Ihnen zusammen Sport zu treiben. Sinnvoll ist es, wenn Sie einen festen Termin ausmachen, zu dem Sie sich regelmäßig treffen. Hat niemand aus Ihrem Freundeskreis Interesse am Sport, setzen Sie doch einfach eine Annonce in die Zeitung, mit der Sie Gleichgesinnte suchen. Bestimmt werden sich auf die Anzeige einige nette Leute melden!

Natürlich können Sie auch einer ambulanten Herzgruppe beitreten (wenn möglich, sollten Sie es sogar tun). Unter den Teilnehmern der Koronargruppe finden sich bestimmt einige, die genau wie Sie Spaß daran haben, noch eine andere Sportart auszuüben.

Sollte sich wider Erwarten niemand finden oder haben Sie keine Lust, mit anderen zu trainieren, sollten Sie in jedem Fall feste Termine für Ihr Training festlegen. Wer das nicht tut, verschiebt das Training oft vom einen auf den anderen Tag, bis es schließlich ganz ausfällt. Versuchen Sie daher die Termine immer beizubehalten und nur dann nicht einzuhalten, wenn es z. B. genau dann stark regnet, wenn Sie rad fahren oder durch den Wald joggen wollen.

> Vielleicht haben Sie ja Lust einem Sportverein beizutreten? Mit anderen gemeinsam macht der Sport doch viel mehr Spaß!

Ein Gymnastikprogramm fürs Herz

Auf den nächsten Seiten finden Sie ein komplettes Gymnastikprogramm, mit dem Sie Ihr Herz stärken. Wenn Sie jeden Tag nur eine Viertelstunde lang Gymnastik machen, tun Sie schon viel für Ihre Gesundheit! Die Übungen eignen sich selbstverständlich auch zum Aufwärmen vor dem Joggen oder Radfahren. Die Verletzungsgefahr sinkt nämlich erheblich, wenn Sie aufgewärmt Sport treiben.

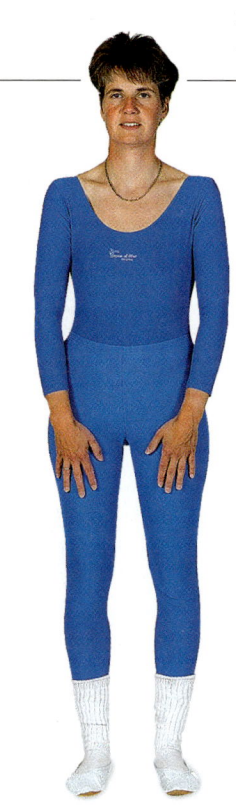

◀ *Der Hampelmann ist eine Übung zum Aufwärmen. Stellen Sie sich schulterbreit hin, die Arme locker auf den Oberschenkeln liegend.*

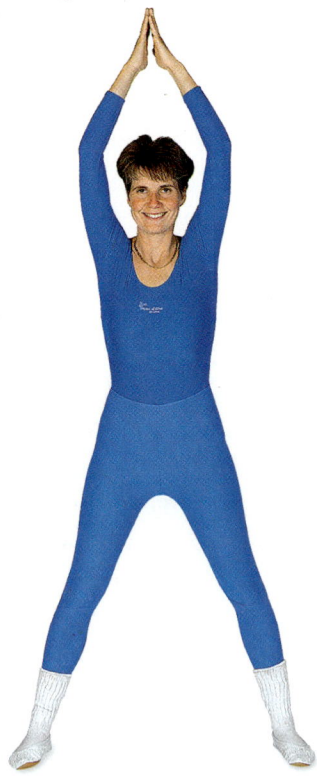

▶ *Dann Springen Sie in die Grätsche, dabei heben Sie Arme hoch und führen Sie über dem Kopf zusammen. Anschließend springen Sie wieder in den schulterbreiten Stand und lassen die Arme dabei nach unten schwingen.*

Leben nach dem Infarkt

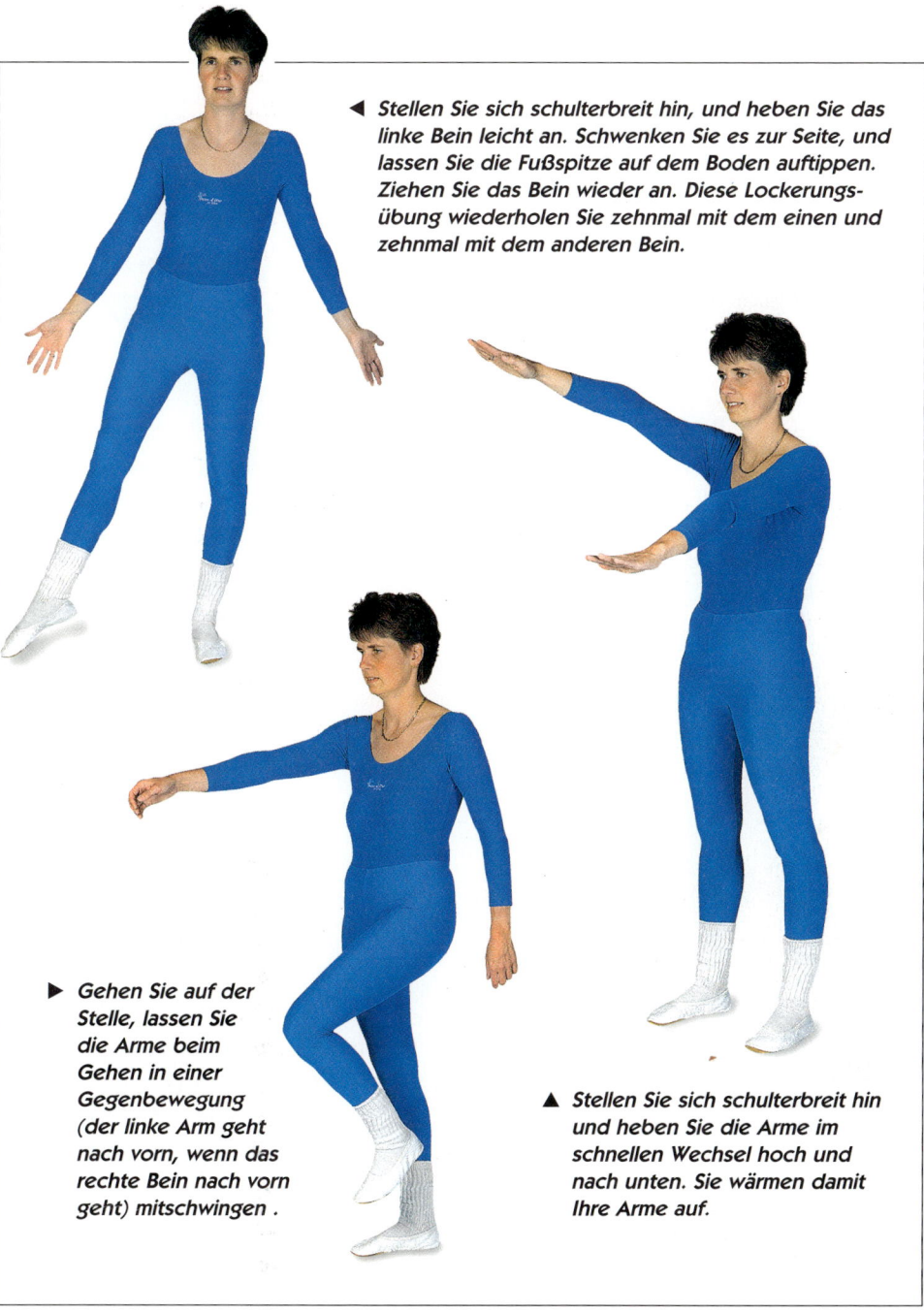

◄ Stellen Sie sich schulterbreit hin, und heben Sie das linke Bein leicht an. Schwenken Sie es zur Seite, und lassen Sie die Fußspitze auf dem Boden auftippen. Ziehen Sie das Bein wieder an. Diese Lockerungsübung wiederholen Sie zehnmal mit dem einen und zehnmal mit dem anderen Bein.

► Gehen Sie auf der Stelle, lassen Sie die Arme beim Gehen in einer Gegenbewegung (der linke Arm geht nach vorn, wenn das rechte Bein nach vorn geht) mitschwingen.

▲ Stellen Sie sich schulterbreit hin und heben Sie die Arme im schnellen Wechsel hoch und nach unten. Sie wärmen damit Ihre Arme auf.

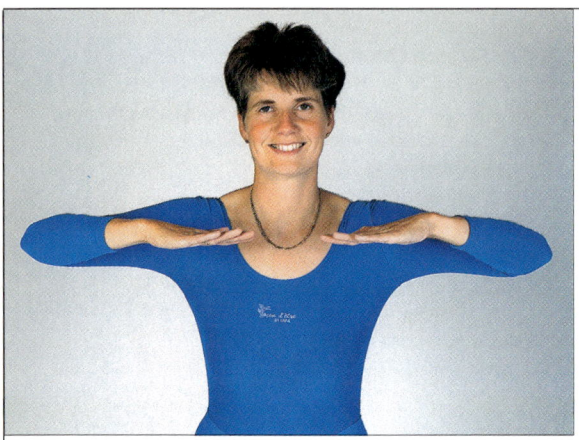

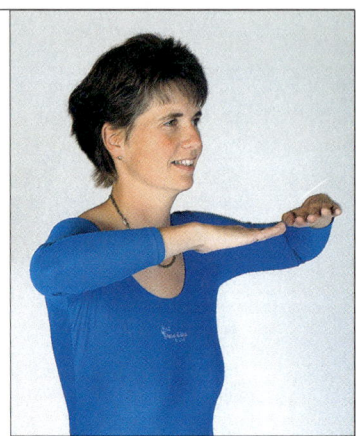

▲ Stellen Sie sich hin, die Beine etwa schulterbreit auseinander. Winkeln Sie die Arme vor dem Körper an, und heben Sie sie bis zu den Schultern hoch.

▲ Drehen Sie Oberkörper, Kopf und Schultern erst nach links und dann nach rechts. Achten Sie darauf, daß die Hüfte nicht mitschwingt. Mit dieser Übung erhöhen Sie die Beweglichkeit der Brustwirbelsäule.

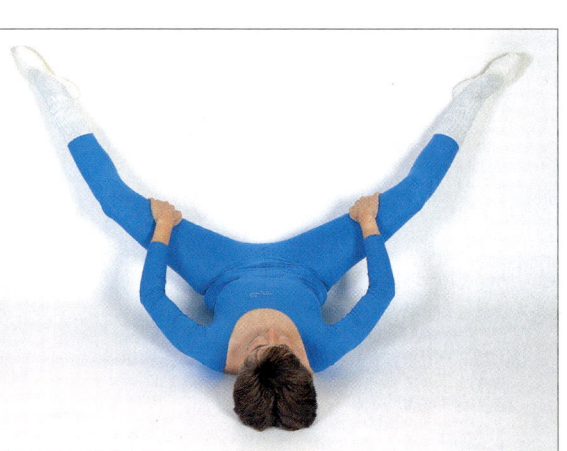

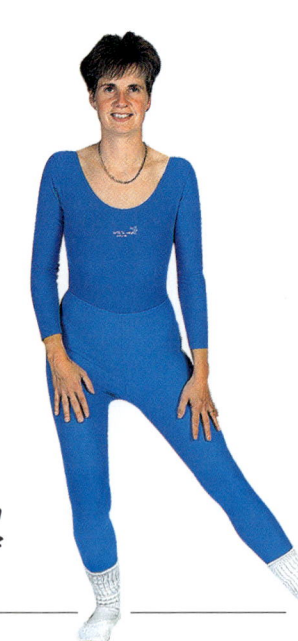

Die folgenden zwei Übungen dehnen die Beinmuskulatur.
▲ Legen Sie sich auf den Rücken. Setzen Sie die Füße auf der Wand auf, und spreizen Sie die Beine, soweit Sie können. Halten Sie diese Position einige Sekunden lang.

▶ Stellen Sie sich hin, winkeln Sie ein Knie leicht an, und belasten Sie dieses Bein mit dem Körpergewicht. Strecken Sie das andere soweit wie möglich zur Seite. Wechseln Sie dann vom einen auf das andere Bein.

Leben nach dem Infarkt

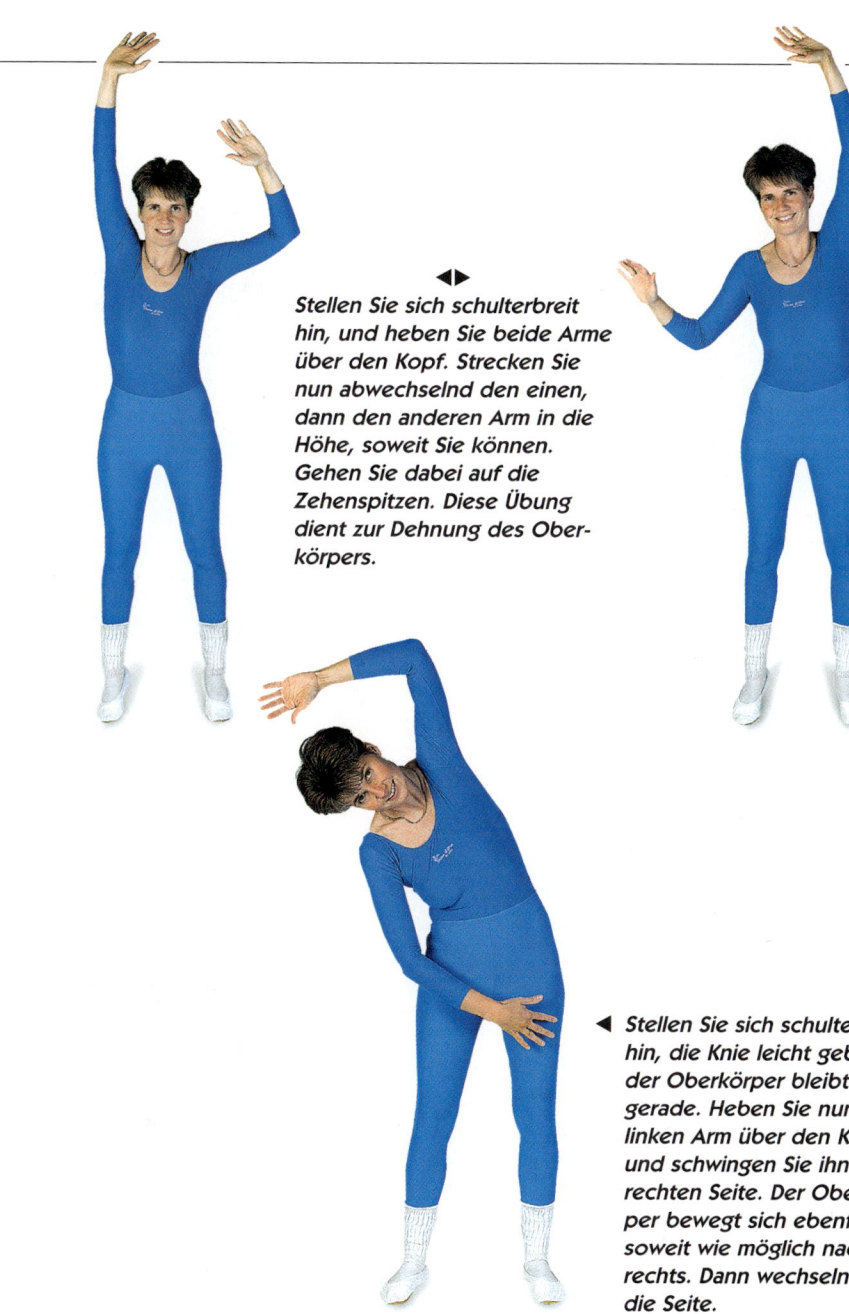

◀▶ Stellen Sie sich schulterbreit hin, und heben Sie beide Arme über den Kopf. Strecken Sie nun abwechselnd den einen, dann den anderen Arm in die Höhe, soweit Sie können. Gehen Sie dabei auf die Zehenspitzen. Diese Übung dient zur Dehnung des Oberkörpers.

◀ Stellen Sie sich schulterbreit hin, die Knie leicht gebeugt, der Oberkörper bleibt gerade. Heben Sie nun den linken Arm über den Kopf, und schwingen Sie ihn zur rechten Seite. Der Oberkörper bewegt sich ebenfalls soweit wie möglich nach rechts. Dann wechseln Sie die Seite.

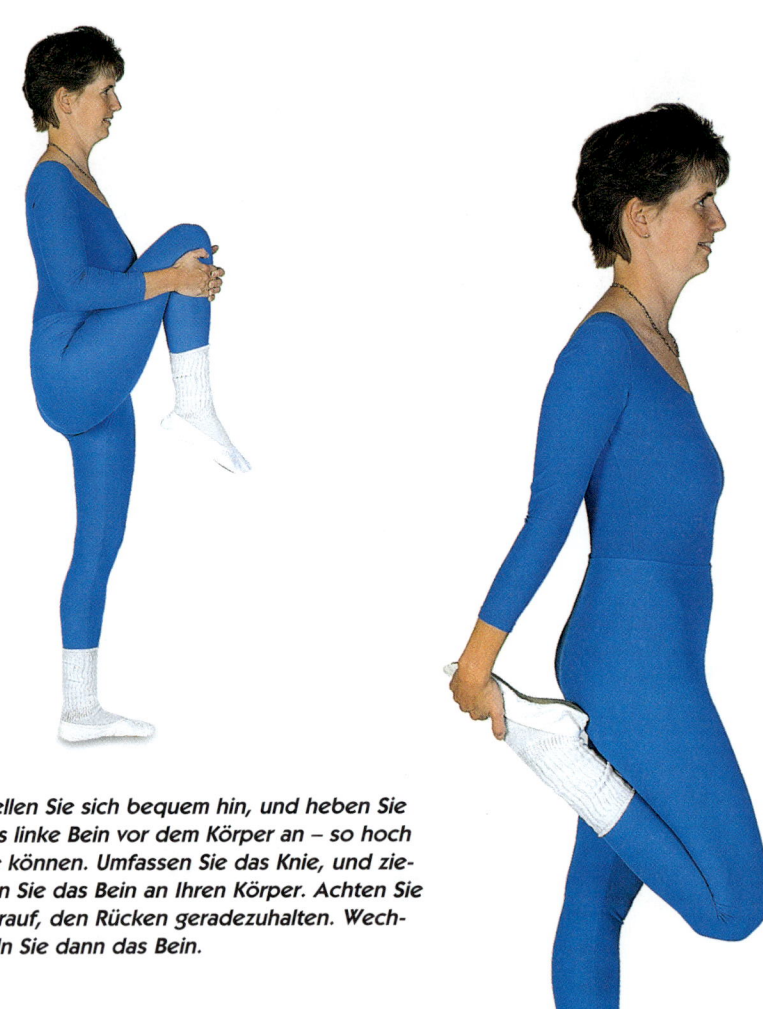

▲ Stellen Sie sich bequem hin, und heben Sie das linke Bein vor dem Körper an – so hoch Sie können. Umfassen Sie das Knie, und ziehen Sie das Bein an Ihren Körper. Achten Sie darauf, den Rücken geradezuhalten. Wechseln Sie dann das Bein.

▶ Heben Sie das linke Bein nach hinten hoch, umfassen den Fuß mit einer Hand und ziehen das Bein soweit wie möglich zum Gesäß hin. Diese Übungen dehnen die Oberschenkel.

Leben nach dem Infarkt

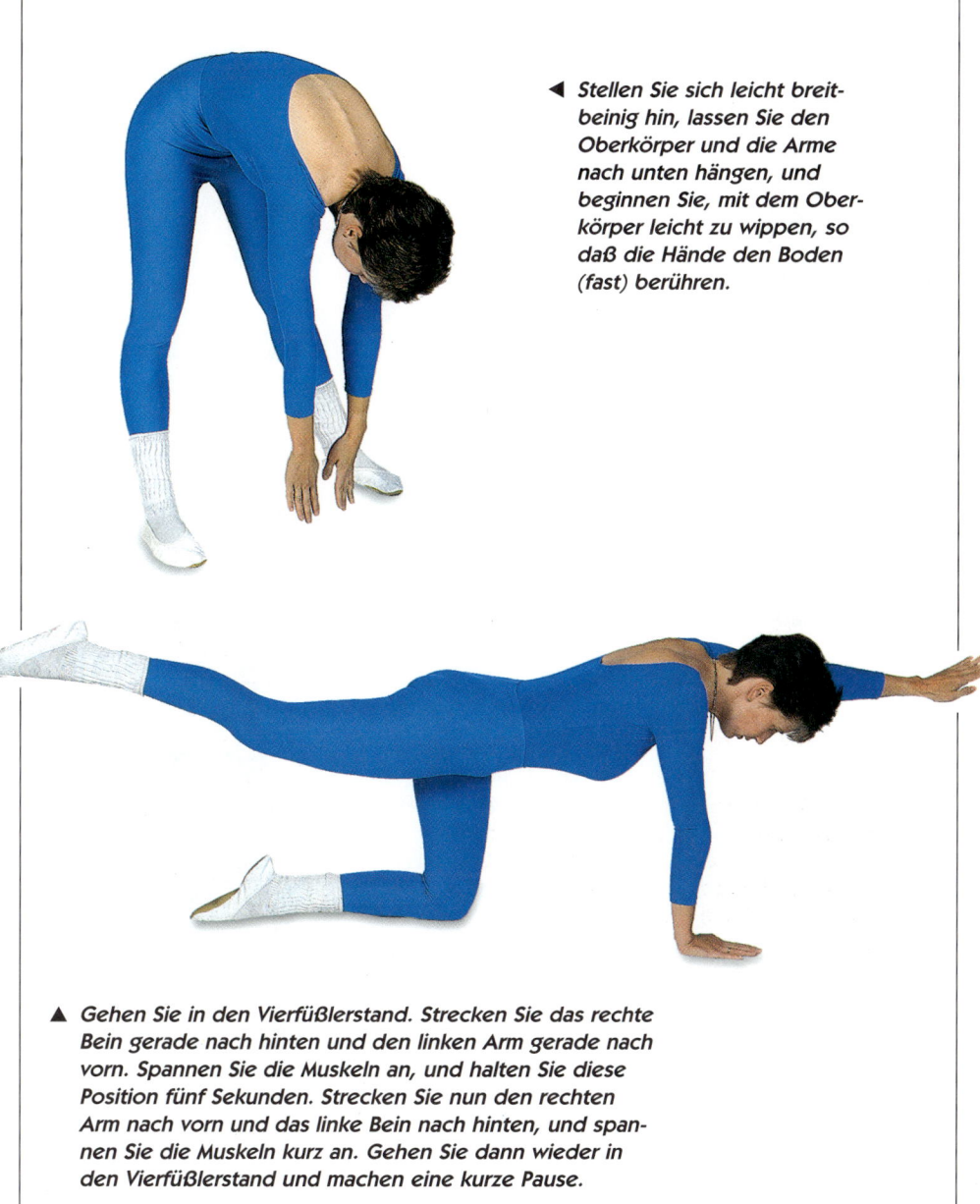

◀ Stellen Sie sich leicht breitbeinig hin, lassen Sie den Oberkörper und die Arme nach unten hängen, und beginnen Sie, mit dem Oberkörper leicht zu wippen, so daß die Hände den Boden (fast) berühren.

▲ Gehen Sie in den Vierfüßlerstand. Strecken Sie das rechte Bein gerade nach hinten und den linken Arm gerade nach vorn. Spannen Sie die Muskeln an, und halten Sie diese Position fünf Sekunden. Strecken Sie nun den rechten Arm nach vorn und das linke Bein nach hinten, und spannen Sie die Muskeln kurz an. Gehen Sie dann wieder in den Vierfüßlerstand und machen eine kurze Pause.

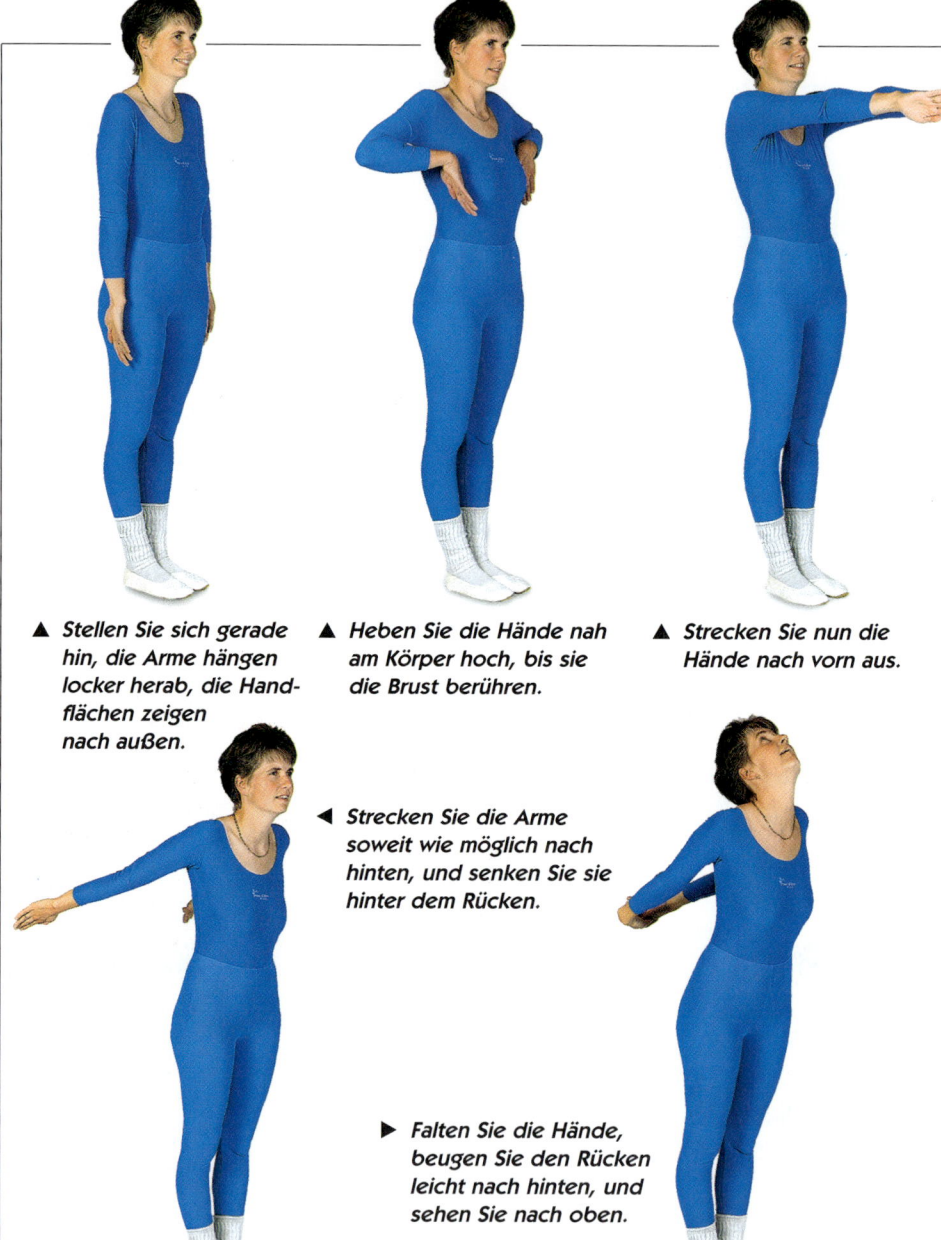

▲ Stellen Sie sich gerade hin, die Arme hängen locker herab, die Handflächen zeigen nach außen.

▲ Heben Sie die Hände nah am Körper hoch, bis sie die Brust berühren.

▲ Strecken Sie nun die Hände nach vorn aus.

◀ Strecken Sie die Arme soweit wie möglich nach hinten, und senken Sie sie hinter dem Rücken.

▶ Falten Sie die Hände, beugen Sie den Rücken leicht nach hinten, und sehen Sie nach oben.

Leben nach dem Infarkt

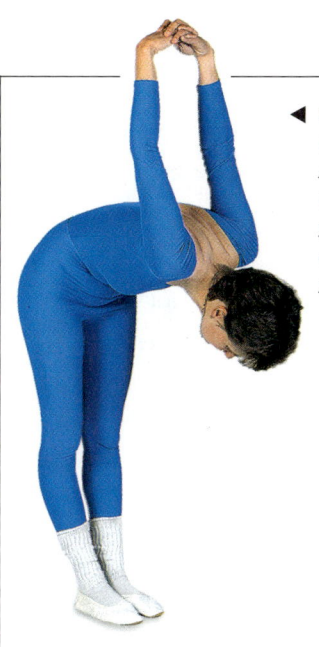

◀ Beugen Sie den Rücken nun weit nach vorn, die Arme heben Sie dabei an, der Blick ist nach vorn gerichtet. Stellen Sie sich anschließend wieder gerade und entspannt hin.

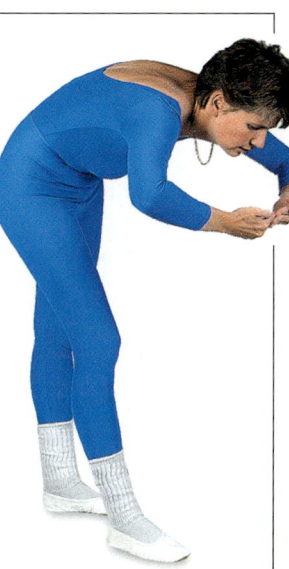

▶ Stellen Sie sich hin, beugen Sie den Oberkörper leicht nach vorn und holen Sie tief Luft. Nehmen Sie die Arme zur Unterstützung hinzu, indem Sie sie zu sich heranziehen, die Handflächen nach innen gerichtet.

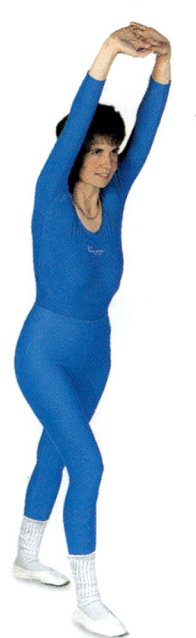

◀ Dann atmen Sie aus, indem Sie den Körper aufrichten und die Arme lang zur Decke strecken. Atmen Sie mit der ersten Bewegung anschließend wieder ein.

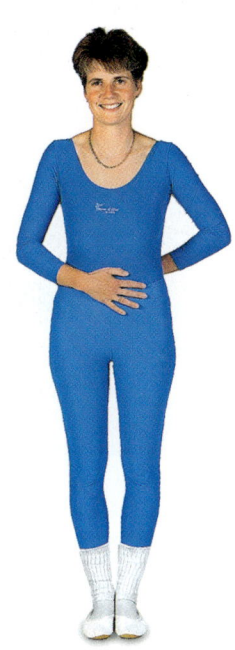

▶ Stellen Sie sich bequem hin, den einen Arm vor dem Bauch, den anderen hinter dem Rücken. Wenn Sie nun einatmen, schieben Sie die Hände weit vom Körper weg, beim Ausatmen ziehen Sie sie wieder an den Körper heran.

Weniger Fett, viele Vitamine – die Ernährung

Ernährung Die Ernährung spielt bei der Vorbeugung des Herzinfarkts eine große Rolle. Sie müssen im Prinzip nur einige wenige Regeln beachten, sonst können Sie alles essen, was Ihnen schmeckt!

Sie wissen doch bestimmt, wie man sich am Mittelmeer ernährt: leicht, mit wenig Fleisch, dafür aber mit viel Fisch, Gemüse, Salat und frischem Obst. Genau diese Kost ist es, die das Herz gesund hält: Sie ist fettarm und vitaminreich, leicht und lecker!

Von schädlichen und unschädlichen Fetten

Jeder von uns muß eine bestimmte Menge Fett mit der Nahrung aufnehmen. Wir benötigen Fette, damit unser Organismus bestimmte Vitamine verarbeiten kann, wir brauchen Sie als Energie- und nicht zuletzt als Geschmacksträger. Allerdings nehmen die meisten von uns viel zuviel Fett mit der Nahrung zu sich. Während die Deutsche Gesellschaft für Ernährung empfiehlt, höchstens 60 bis 80 Gramm Fett pro Tag aufzunehmen, sind es bei den meisten von uns mehr als 100 Gramm Fett. Außerdem sind es vorrangig tierische Fette, die wir unserem Körper zuführen, dabei sollten mindestens zwei Drittel des Fetts, das wir täglich verzehren, aus pflanzlichen Quellen stammen.

Das alles hat auch seine guten Gründe: Tierische Fette werden auch als gesättigte Fettsäuren bezeichnet.

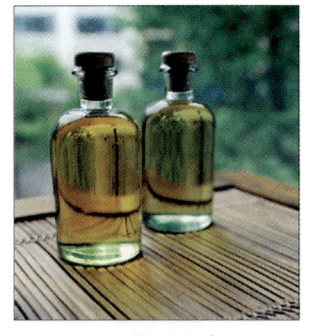

Pflanzliche Öle sind viel gesünder als tierische Fette, denn sie enthalten viele ungesättigte Fettsäuren.

Erstens kann unser Körper diese gesättigten Fettsäuren selbst herstellen, er ist also nicht auf sie angewiesen, und zweitens besitzen die gesättigten Fettsäuren einen hohen Anteil an LDL-Cholesterin, den Fetten, die sich in unseren Blutgefäßen ablagern und zur Arteriosklerose beitragen.

Fette, die aus pflanzlichen Quellen stammen, werden als einfach oder mehrfach ungesättigte Fettsäuren bezeichnet. Sie kann unser Organismus nicht selbst produzieren. Er ist also darauf angewiesen, daß sie ihm von außen zugeführt werden. Diese Fette beinhalten einen geringeren Anteil an LDL-Cholesterin und dafür einen größeren Anteil an HDL-Cholesterin, das die Blutgefäße von LDL-Cholesterin reinigt und damit der Arteriosklerose vorbeugt. Jetzt wird klar, warum gerade nach einem Herzinfarkt pflanzliche Fette den tierischen vorgezogen werden sollten.

Weniger tierische Fette konsumieren

Ersetzen Sie daher soweit wie möglich tierische durch pflanzliche Fette. Nehmen Sie zum Kochen oder Braten z. B. lieber Margarine oder pflanzliche Öle als Butter oder Schmalz. Auch als Brotaufstrich, mit dem Sie sowieso recht sparsam umgehen sollten, eignet sich Margarine sehr gut.

Essen Sie höchsten zweimal in der Woche Fleisch. Das Fleischgericht sollte stets Beilage, nie Hauptbestandteil der Mahlzeit sein.

Wenn Sie zum Braten beschichtete Pfannen benutzen, benötigen Sie kaum Fett. Das macht sich in Ihrer Fettbilanz bemerkbar.

Ersetzen Sie fettreiche Wurst- und Käsesorten durch fettarme Produkte – beispielsweise gibt es Camemberts mit 30, aber auch mit 60 % Fett in der Trockenmasse. Wählen Sie immer die fettärmere Version!

Kaufen Sie an Stelle von Eiernudeln Nudeln aus Hartweizengrieß. Sie sind um einiges fettärmer als die eihaltige Variante.

Was Sie ohne Risiko für Ihr Herz zu sich nehmen dürfen

Herzgesund – das sind vor allem pflanzliche Nahrungsmittel. Die meisten pflanzlichen Nahrungsmittel bestehen zum größten Teil aus Kohlenhydraten, die bei uns fälschlicherweise noch immer als Dickmacher verschrien sind. Haben Sie nicht auch bereits gehört, daß Nudeln oder Brot dick machen? Jedoch sind es nicht die Nahrungsmittel an sich, sondern die Saucen oder beim Brot der Belag, die dazu beitragen, daß sich die Hüften allmählich runden. Essen Sie daher unbesorgt kohlenhydratreiche Nahrungsmittel, lassen Sie jedoch die fetten Saucen weg. Damit tun Sie sowohl Ihrer Figur als auch Ihrem Herzen etwas Gutes, denn Übergewicht begünstigt Herzkrankheiten.

Rohkost ist wichtig!

Versuchen Sie auch soviel Rohkost wie möglich zu sich zu nehmen. Frisches Gemüse und frisches Obst enthalten nicht nur so gut wie gar kein Fett, sondern auch jede Menge Vitamine.

Mittlerweile weiß man, daß einige Vitamine die Blutgefäße vor Arteriosklerose schützen, indem sie bestimmte Molekülteilchen, die so genannten freien Radikale, unschädlich machen. Diese freien Radikale rufen in den Arterien kleinste Verletzungen hervor, in denen sich Ablagerungen bilden können. Sie entstehen in unserem Körper bei jedem Atemzug, gelangen aber auch beim Rauchen in unseren Organismus.

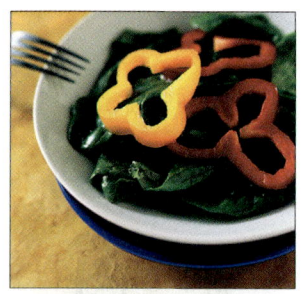

Gemüse, Salate und frisches Obst enthalten Vitamine, die die Blutgefäße schützen.

Gesunder Fisch

Fisch können Sie ebenfalls unbesorgt zu sich nehmen. Insbesondere Meeresfische enthalten die sogenannten Omega-3-Fettsäuren, die der Arteriosklerose vorbeugen. Sie senken die Menge der im Blut zirkulierenden einfachen Blutfette, der Triglyzeride, und die Blutkonzentration an schädlichem Cholesterin. Außerdem verringern sie die Gefahr für die Bildung von Blutgerinnseln, die zu einem Verschluß der Herzkranzgefäße führen können.

Nach folgender Faustformel sollten Sie sich bei der Zusammenstellung Ihres Speiseplans in etwa richten: Achten Sie darauf, daß ca. 65 % Ihrer Kost aus Kohlenhydraten bestehen, 10-15 % aus Eiweißen und etwa 20-25 % aus Fett. Dann können Sie sicher sein, sich herzgesund zu ernähren.

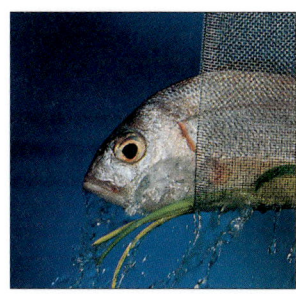

Fisch ist eine hervorragende Ergänzung zum Speisezettel.

Achten Sie auf versteckte Fette!

Viele Nahrungsmittel - insbesondere Fertiggerichte - enthalten Fette, die auf den ersten Blick nicht sichtbar sind. Zwar muß der Fettgehalt auf der Packung angegeben werden, doch wer achtet schon darauf? Sie - ab sofort! Speisen, die sehr fettreich sind, lassen Sie einfach im Regal liegen. Bei Fertiggerichten aus der Tiefkühltruhe und der Dose sollten Sie immer vorsichtig sein - verzichten Sie am besten völlig darauf.

Wie sieht's denn mit dem Alkohol aus?

Wahrscheinlich fragen Sie sich, ob Sie auf Alkohol völlig verzichten müssen. Nein, das ist nicht nötig, denn Alkohol scheint den Herzinfarkt nicht zu begünstigen. Im Gegenteil: Ein Glas Wein am Tag scheint eine gewisse Schutzwirkung für das Herz zu entfalten. Allerdings sollten Sie Ihren Alkoholkonsum dennoch stark beschränken, denn auch wenn Alkohol dem Herzen nicht direkt schadet, ist er - in zu großem Mengen genossen - gesundheitsschädlich. Ein Glas Wein reicht wirklich vollkommen aus. Ab einer Menge von täglich 40 Gramm reinen Alkohols (ein Liter Bier, ein halber Liter Rotwein) ist Alkohol für Männer schädlich, bei Frauen reicht bereits die Hälfte.

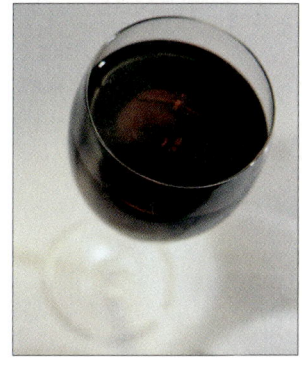

Rotwein – in Maßen genossen – kann dazu beitragen, das Herz gesund zu erhalten.

Das 6-Wochen-Programm: So schaffen Sie den Neuanfang

6-Wochen-Programm Auf den nächsten Seiten finden Sie ein Programm, das Ihnen helfen will, sich in den ersten sechs Wochen nach dem Herzinfarkt wieder zu Hause einzuleben. Schließlich besteht zwischen dem Alltag in der Rehaklinik und daheim ein großer Unterschied.

Es will Ihnen weiterhin dabei helfen, die in der Rehaklinik gelernten Verhaltensweisen zu Hause anzuwenden, damit Sie auch in Zukunft herzgesund leben.

Die erste Woche

Nun sind Sie wieder zu Hause! Jetzt heißt es, sich wieder umzustellen. Sie haben nun zunächst keinen so stark geregelten Tagesablauf mehr wie in der Rehaklinik – Sie haben keine Termine mehr mit dem Sporttherapeuten und keine exakt festgelegten Essenszeiten, arbeiten müssen Sie wahrscheinlich in den nächsten Wochen auch noch nicht. Dennoch sollten Sie Ihre Tage ein wenig planen, denn schließlich sollen Sie auch weiterhin täglich Ihre Bewegungs- und Entspannungsübungen durchführen.

Sport und Entspannung

Am besten, Sie planen täglich zu etwa derselben Zeit ein kleines Sportprogramm ein, das Sie von Woche zu Woche steigern. Wenn Sie z. B. mit dem Joggen begin-

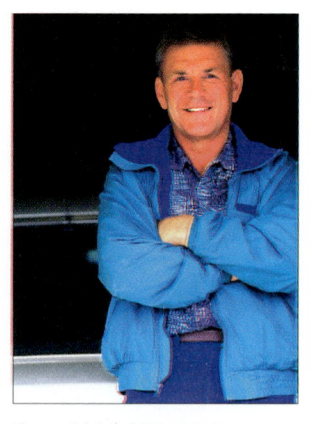

Sowohl leichte sportliche Aktivitäten als auch Entspannungsübungen sollten fast täglich auf dem Programm stehen.

nen wollen, fangen Sie in der ersten Woche damit an, zwei- bis dreimal 20 Minuten zügig zu gehen. An den anderen Tagen sollten Sie zumindest zehn bis 15 Minuten lang Gymnastik machen. Wenn Sie lieber schwimmen, gehen Sie in der ersten Woche zwei- bis dreimal ins Schwimmbad und legen jedesmal 150 Meter zurück – Sie sollen sich dabei nicht überfordern, jedoch auch nicht schonen. Schwimmen Sie jeweils kleinere Teilstrecken so schnell, daß Sie Ihren Trainingspuls erreichen. Dann schwimmen Sie wieder einen Abschnitt langsamer. An den „schwimmfreien" Tagen machen Sie ebenfalls Gymnastikübungen.

Beim Radfahren lassen Sie es ebenfalls langsam angehen: Zwei- bis dreimal wöchentlich sollten Sie sich aufs Rad schwingen und ca. eine halbe Stunde lang in einer gemütlichen Geschwindigkeit fahren. Das reicht zunächst völlig aus. An den anderen Tagen – Sie ahnen es schon – steht Gymnastik auf dem Plan.

Zehn Minuten pro Tag sollten Sie für das Üben einer Entspannungsmethode einplanen – im Anschluß daran nehmen Sie sich dann noch eine halbe Stunde Zeit, in der Sie vor sich hinträumen und Ihrem Körper eine Ruhepause vom Alltag geben.

Wie Sie Ihre Ernährung umstellen

Was Sie bei Ihrer Ernährung beachten müssen, haben Sie ja bereits in der Rehaklinik gelernt. Beachten Sie die Ernährungsregeln auch weiterhin. Essen Sie morgens z. B. ein Brötchen mit Quark, eventuell noch mit Tomate und Gurke oder ein Müsli mit Früchten. Sie können auch einen kalorienarmen Fruchtaufstrich wählen, wenn Sie es lieber süß mögen. Wenn Sie möchten, belegen Sie Ihr Brötchen mit fettarmem Kochschinken oder Käse. Sie müssen nur darauf achten, nicht mehr als etwa 60 Gramm Fett mit der Nahrung aufzunehmen.

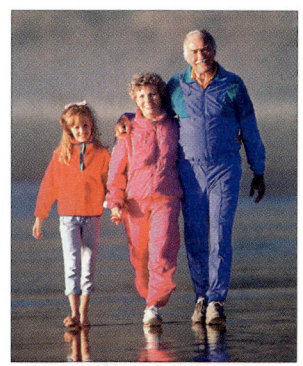

Körperliche Betätigung gehört zur täglichen Pflicht. In Gesellschaft und an der frischen Luft macht sie mehr Freude.

Übernehmen Sie sich in der ersten Woche nicht, auch wenn vieles liegengeblieben ist. Sie müssen nicht alles schnell wieder aufholen – lassen Sie sich Zeit!

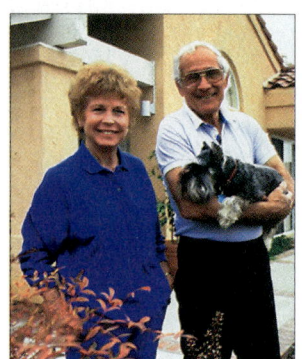

Nun ist es allmählich an der Zeit, soziale Kontakte wiederaufzunehmen.

In der zweiten Wochen steigern Sie Ihr Sportprogramm schon etwas.

Die zweite Woche

In der zweiten Woche haben Sie sich bereits wieder ein wenig zu Hause eingelebt. Die dringendsten Dinge sind erledigt, nun können Sie sich auch um Zweitrangiges kümmern. Rufen Sie alte Freunde an, die Sie schon längere Zeit nicht gesehen haben, laden Sie sie ein, Sie einmal zu besuchen. Achten Sie jedoch darauf, daß Sie sich nicht überfordern. Es ist nicht notwendig, auf einmal alle Freunde zu treffen. Wenn Sie Freunde zu sich nach Hause einladen, planen Sie einen zwanglosen Abend, und treffen Sie nicht zu viele Vorbereitungen. Ihre Freunde werden sich sicher freuen, Sie zu sehen, auch wenn Sie keine Unmengen an Leckereien auftischen. Wenn Sie müde werden, teilen Sie dies Ihren Freunden unmißverständlich mit. Keiner kann von Ihnen verlangen, daß Sie bis in „die Puppen" aufbleiben.

Sport und Entspannung

In der zweiten Woche steigern Sie Ihr Sportprogramm etwas. Sie haben sich nun schon etwas an die Belastung gewöhnt, so daß Sie sich ruhig etwas mehr zumuten dürfen. Dennoch: Übertreiben Sie es nicht!

Wenn Sie mit dem Joggen begonnen haben, sollten Sie nun – genau wie in der vorigen Woche – an zwei bis drei Tagen etwa 20 Minuten rasches Gehen einplanen. Es wäre gut, wenn Sie mindestens zweimal während des Trainings für jeweils zwei Minuten das Tempo noch etwas steigern, so daß Sie Ihren individuellen Trainingspuls erreichen.

Beim Schwimmen legen Sie in dieser Woche an zwei bis drei Tagen jeweils etwa 250 Meter zurück. Natürlich schwimmen Sie wieder eine Teilstrecke von ca. einer Minute unter so starker Belastung, daß Sie Ihren Trainingspuls erreichen, in den nächsten Minuten lassen Sie es dann wieder langsamer angehen.

Leben nach dem Infarkt

Beim Radfahren legen Sie zwei- bis dreimal in der Woche eine Strecke zurück, für die Sie etwa eine halbe Stunde brauchen. Von diesen 30 Minuten sollten insgesamt 10 Minuten (geteilt in zwei oder drei Phasen) stärker in die Pedale getreten werden als sonst.

Egal, welche Sportart Sie auch treiben – an den Tagen, an denen Sie „trainingsfrei" haben, stärken Sie Ihren Körper durch Gymnastik – etwa 15 Minuten lang planen Sie für gymnastische Übungen ein.

Zeit für Entspannung müssen Sie sich natürlich auch in dieser Woche nehmen – täglich üben Sie die Entspannungstechnik. Im Anschluß daran können Sie einmal auf eine Phantasiereise gehen: Denken Sie an einen Ort, an dem Sie sich wohl fühlen (z. B. ein Palmenstrand, ein Plätzchen am Fluß). Schließen Sie die Augen, und versuchen Sie sich in die Stimmung hineinzuversetzen, die in dieser „Oase der Entspannung" herrscht. Versuchen Sie die Gerüche und die Geräusche dieses Ortes wahrzunehmen. Wenn Sie dort eine Zeitlang verweilt haben, werden Sie sich viel ausgeruhter fühlen.

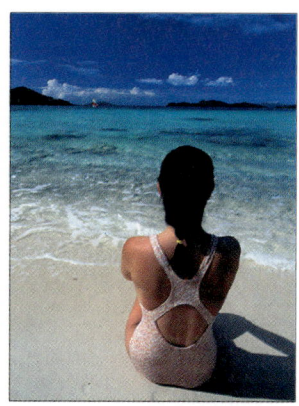

Stellen Sie sich vor, daß Sie ganz wonaders wären – dort wo Sie sich absolut wohlfühlen.

Die Ernährung

Achten Sie darauf, daß Sie fünf kleinere Mahlzeiten zu sich nehmen, statt drei große. Als Zwischenmahlzeit am Morgen oder am Nachmittag kann z. B. ein Apfel oder anderes Obst dienen, Sie können aber auch ein Joghurt mit frischen Früchten oder ein Müsli essen.

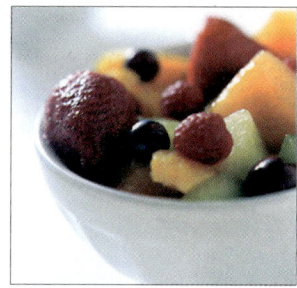

Obst ist eine köstliche Zwischenmahlzeit.

Der besondere Tipp

Vielleicht rufen Sie in dieser Woche einmal bei Ihrem Arbeitgeber an? Falls Sie Ihre Tätigkeit aus gesundheitlichen Gründen nicht mehr ausüben können, setzen Sie sich mit dem Betriebsrat oder Ihrem Vorgesetzten in Verbindung, und fühlen Sie vor, ob es eine Möglichkeit gibt, Sie an einem anderen Platz einzusetzen.

Falls Sie in Ihrer Firma anrufen, regen Sie sich bei dem Gespräch keinesfalls auf!

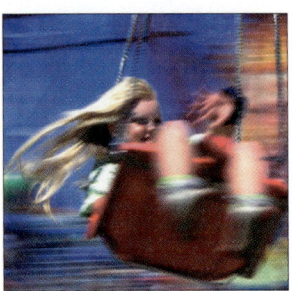

Sie dürfen sich die Alltagssorgen Ihrer Angehörigen im wahrsten Sinne des Wortes noch nicht zu stark zu Herzen nehmen. Spielen Sie lieber mit Ihren Kindern und Enkeln.

Die dritte Woche

Nun sind Sie bereits die dritte Woche zu Hause. Sicherlich hat der Alltag Sie schon fast wieder – daheim ist ja alles weitergegangen wie bisher, als Sie in der Rehaklinik waren. Und Sie sind nun auch wieder in den Alltag integriert. Um so wichtiger ist es, Ihren Familienmitgliedern ständig wieder klarzumachen, daß Sie nach diesen drei Wochen immer noch nicht so belastungsfähig sind wie vor dem Herzinfarkt und es vielleicht auch nicht wieder sein werden. Viele Angehörige vergessen nämlich leicht, daß ein Herzinfarkt-Patient sein Leben etwas umstellen muß, und erwarten zuviel von ihm.

Selbst wenn die Probleme Ihrer Familienmitglieder Sie zu sehr belasten, teilen Sie es Ihnen mit. Natürlich können die anderen mit wirklich wichtigen Dingen zu Ihnen kommen, doch alle Alltagssorgen müssen Sie nun wirklich noch nicht mit ihnen teilen. Schließlich sollen Sie sich nicht zu starkem Streß aussetzen. Erklären Sie Ihren Angehörigen, daß es kein Desinteresse ist, wenn Sie nicht über alle kleinen Probleme informiert werden möchten, sondern reiner Selbstschutz.

Sport und Entspannung

Auch in dieser Woche steigern Sie Ihr Sportpensum bzw. die Belastung während der sportlichen Betätigung. Beim Joggen beginnen Sie nun ganz allmählich richtig zu laufen. An zwei bis drei Tagen in der Woche nehmen Sie sich 20 Minuten Zeit. Beginnen Sie Ihr Training damit, daß Sie drei Minuten zügig gehen. Dann laufen Sie eine Minute lang in einem Tempo, daß Sie sich noch problemlos unterhalten könnten (den Trainingspuls nicht überschreiten!). Anschließend gehen Sie sechs Minuten lang, dann ist wieder eine Minute Laufen an der Reihe. Der Rest der Zeit ist dem zügigen Gehen vorbehalten.

Ihr Schwimmpensum steigern Sie in dieser Woche auf 300 Meter, die Sie schwimmend zurücklegen – natürlich jeweils abwechselnd eine Minute lang zügig, eine Minute langsam und gemächlich schwimmend.

Beim Radfahren belassen Sie es auch weiterhin bei einer Trainingszeit von 30 Minuten zwei- bis dreimal wöchentlich. Allerdings legen Sie jetzt drei Etappen von jeweils vier Minuten ein, in denen Sie „Gas" geben, das heißt Ihren Trainingspuls erreichen. Während des Rests der Zeit fahren Sie im gemütlichen Tempo.

An den anderen Tagen machen Sie jeweils 15 Minuten Gymnastik. Entspannen müssen Sie sich weiterhin täglich – 15 Minuten sind für das Erlernen der Entspannungsmethode reserviert, eine halbe Stunde sollten Sie sich im Anschluß noch zum Ausspannen nehmen.

Entspannen Sie sich täglich eine Zeitlang aktiv – Ihr Herz wird es Ihnen danken.

Die Ernährung

Die Hauptmahlzeit können Sie entweder mittags oder abends einnehmen – der Zeitpunkt ist egal. Es ist nämlich ein Ammenmärchen, daß man stärker zunimmt, wenn man abends seine Hauptmahlzeit zu sich nimmt. Achten Sie bitte darauf, daß Sie Fleisch häufig durch Fisch oder Gemüse ersetzen – es reicht völlig aus, wenn Sie zweimal wöchentlich Fleisch zu sich nehmen. Essen Sie nie mehr als 100 bis 150 Gramm Fleisch und bevorzugen Sie magere Fleischsorten (z. B. Geflügel ohne Haut oder Schnitzel ohne viel Fett). Es gibt jedoch auch viele leckere vegetarische Gerichte – einige davon werden Sie noch kennenlernen.

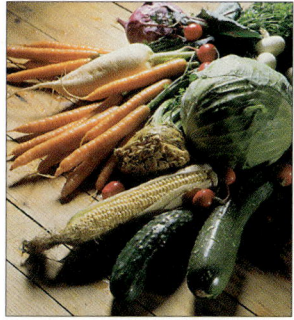

Gemüse ist ein wahrer Segen für Ihren Organismus.

Der besondere Tip

Falls Sie es nicht schon längst getan haben, suchen Sie spätestens jetzt eine ambulante Herzgruppe auf. Hier finden Sie Gleichgesinnte und erhalten wertvolle Ratschläge für das Leben nach dem Herzinfarkt.

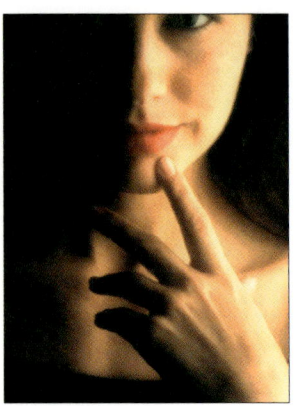

Auf Sex müssen Sie auch nach einem Herzinfarkt nicht verzichten.

Die vierte Woche

Nun sind Sie schon fast wieder einen Monat lang zu Hause. Wahrscheinlich werden Sie spätestens jetzt daran denken, wie es denn nach einem Herzinfarkt eigentlich mit dem Sex aussieht. Vielleicht fragen Sie sich, ob Geschlechtsverkehr für Sie zu belastend ist. Doch keine Angst! Sie sollten mittlerweile wieder so belastungsfähig sein, daß Sie den Sex mit Ihrem Partner wieder richtig genießen können – schließlich haben Sie Ihre Belastbarkeit ja durch Bewegung gesteigert. Falls es Sie beruhigt, können Sie natürlich vorher mit Ihrem Arzt sprechen.

Wenn Sie das erstemal wieder mit Ihrem Partner schlafen, werden Sie beide wahrscheinlich sehr aufgeregt sein. Das ist jedoch ganz normal, genauso wie es normal ist, daß Ihr Herz in dieser Situation etwas schneller schlagen wird als sonst. Dennoch: Trauen Sie sich! Falls Sie Herzbeschwerden bekommen sollten, können Sie vor dem Sex auch ein Nitropräparat benutzen. Doch das werden Sie sicherlich nur einmal benötigen.

Lassen Sie alles ganz langsam angehen. Nehmen Sie sich viel Zeit für Zärtlichkeit und setzen Sie sich nicht unter Druck, etwas Besonderes leisten zu müssen. Das ist nicht nötig! Wichtig ist nur, daß Sie und Ihr Partner die körperliche Liebe genießen!

Sport und Entspannung

Als Jogger müssen Sie diese Woche – wie in den vorigen Wochen – zwei- bis dreimal 20 Minuten lang trainieren. Von diesen 20 Minuten legen Sie insgesamt drei einzelne Minuten laufend zurück (nach dem Motto: „Laufen ohne zu schnaufen!"), davor, dazwischen und danach gehen Sie jeweils drei bis dreieinhalb Minuten lang zügig.

Leben nach dem Infarkt

Beim Schwimmen steigern Sie Ihr Pensum ebenfalls. Zunächst legen Sie insgesamt 300 Meter abwechselnd eine Minute zügig, dann eine Minute langsam schwimmend zurück. Ganz zum Schluß geben Sie noch einen drauf: Schwimmen Sie nochmals zügig – diesmal zwei Minuten lang.

Beim Radfahren verfahren Sie genau wie in der Woche zuvor: Sie legen bei Ihren 30 Minuten langen Trips drei Etappen von jeweils vier Minuten ein, in denen Sie schneller fahren als auf dem Rest der Strecke.

Die Ernährung

Kleine Sünden sind zwischendurch auch bei herzgesunder Kost einmal erlaubt, denn wer sich dauernd zusammenreißt, für den wird die Verlockung nur immer größer. Wie oft hat man es dann schon erlebt, daß man sich nicht mehr länger zurückhalten konnte und z. B. über eine Torte oder etwas anderes Kalorien- und Fettreiches nur so „herfiel". Wenn Ihnen danach ist, essen Sie doch einfach ein Stück Schokolade. Sie sollten darauf achten, daß Sie das Fett, das Sie mit der Schokolade zu sich nehmen, an anderer Stelle wieder einsparen.

Zu den Süßigkeiten, die kein Fett enthalten, gehören beispielsweise Gummibärchen und Lutschbonbons. Allerdings sollten Sie sie natürlich auch nicht in rauhen Mengen zu sich nehmen, denn dick macht das süße Zeug allemal.

Etwas Süßes können Sie zwischendurch ruhig einmal essen – es sollte allerdings die Ausnahme und nicht die Regel sein.

Der besondere Tip

Vergessen Sie bitte nie, Ihre Medikamente zu nehmen. Erstens beugen Sie mit den Präparaten einem weiteren Herzinfarkt vor und zweitens ist es gefährlich, manche Medikamente einfach von heute auf morgen abzusetzen. Sie dürfen nur nach Absprache mit dem Arzt abgesetzt werden.

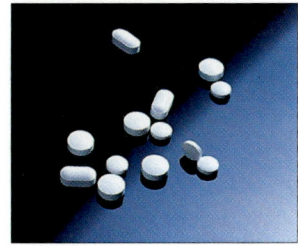

Für Herzinfarkt-Patienten ist es sehr wichtig, die verordneten Medikamente auch regelmäßig einzunehmen!

Die fünfte Woche

Fünf Wochen ist Ihre Klinikentlassung nun schon her. Vielleicht sind Sie nun nicht mehr so motiviert, Ihr Leben auf Ihre Krankheit einzustellen – schließlich ist der Herzinfarkt nun schon eine Weile her. Allerdings sollten Sie immer vor Augen haben, daß es Sie jederzeit wieder treffen kann, Sie mit Ihrem Verhalten einem weiteren Herzinfarkt aber vorbeugen können. Machen Sie sich das immer wieder deutlich, dann wird es Ihnen auch weiterhin gelingen, Ihre Lebensstiländerungen beizubehalten. Und fühlen Sie sich nicht auch schon erheblich wohler? Sport und Entspannung sowie eine gesunde Ernährung tragen sehr zum körperlichen Wohlbefinden bei, wenn man den „inneren Schweinehund" erst einmal überwältigt und sich z. B. zu körperlicher Betätigung überwunden hat.

Sport und Entspannung

Sie müßten sich mittlerweile schon viel belastbarer fühlen, nach dem körperlichen Training der letzten Wochen. Zeit, die Belastung noch ein wenig zu steigern.

Haben Sie sich für das Joggen entschieden, sollten Sie nun bei Ihrer 20minütigen Laufrunde jeweils dreimal zwei Minuten am Stück laufen, vorher und nachher gehen Sie jeweils mindestens drei Minuten. Denken Sie immer daran: Sie sollen beim Laufen nicht außer Atem kommen.

Beim Schwimmen steigern Sie die zurückgelegte Strecke nun auf 350 Meter. Schwimmen Sie jeweils etwa eine halbe Minute zügig durch, die nächste halbe Minute lassen Sie sich etwas mehr Zeit. Das Schwimmprogramm beenden Sie, indem Sie Ihren Körper für drei Minuten am Stück stärker belasten.

Beim Radfahren legen Sie insgesamt etwa zehn der 30 Trainingsminuten in einem etwas rascheren Tempo

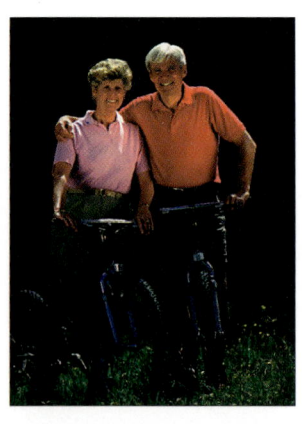

Auch wenn Sie manchmal nicht die rechte Lust zum Trainieren haben, bedenken Sie: Sie beugen damit einem weiteren Herzinfarkt vor!

zurück. Allerdings sollten Sie nicht zehn Minuten am Stück schnell radeln, sondern zweimal fünf Minuten. Zwischendurch lassen Sie es bitte immer wieder etwas ruhiger angehen. Falls Sie es noch nicht getan haben, können Sie nun auch eine Strecke wählen, in der ein paar Steigungen (nicht zu steil!) vorkommen.

Wenn Sie sich nicht auf eine der Sportarten Joggen, Schwimmen oder Radfahren beschränken wollen, können Sie auch abwechselnd eine der drei Sportarten ausüben: Ein Tag in der Woche wäre dann für das Laufen, einer für das Schwimmen und einer für das Radfahren reserviert. An den anderen Tagen führen Sie bitte Ihr Gymnastikprogramm durch – Sie müssen allerdings nicht mit voller Kraft trainieren.

Vergessen Sie über all dem Sport aber auch die Entspannung nicht. Es sollte Ihnen mittlerweile in Fleisch und Blut übergegangen sein, täglich insgesamt 40–45 Minuten lang aktiv auszuspannen. Vor allem wenn der Tag vollgepfropft mit anderen Dingen war, ist die gezielte Entspannung ein absolutes Muß!

Die Ernährung

Sind Sie ein Fan von Salaten und Rohkost? Frisches Gemüse und Salate sollten Sie im Rahmen einer herzgesunden Kost nämlich so oft wie möglich zu sich nehmen. Machen Sie Salate jedoch nicht mit zuviel Öl (Fett!) an – ein Eßlöffel reicht für eine größere Portion Salat völlig aus.

Der besondere Tip

Mit dem Autofahren sollten Sie nach einem Herzinfarkt zunächst vorsichtig sein. In den ersten zwölf Wochen nach dem Infarkt sollten Sie das Autofahren besser jemand anderes überlassen – zu schnell regt man sich dabei auf.

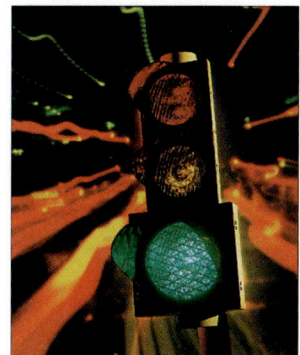

Beim Autofahren muß man sich sehr stark konzentrieren, was von vielen Herzinfarkt-Patienten zunächst als Belastung empfunden wird.

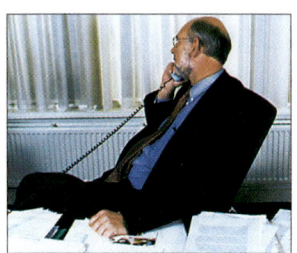

Auch wenn Sie wieder zu arbeiten beginnen, sollten Sie unbedingt Ihr tägliches Bewegungs- und Entspannungsprogramm beibehalten.

Die sechste Woche

Jetzt ist schon die sechste Woche zu Hause angebrochen – das 6-Wochen-Programm für den Neuanfang nach dem Herzinfarkt neigt sich dem Ende zu. Dennoch sollten Sie auch im Anschluß an diese sechs Wochen so weitermachen wie bisher. Treiben Sie – möglichst täglich – ein wenig Sport, und nehmen Sie sich die Zeit für Entspannung.

Planen Sie jetzt auch für die Zeit, wenn Sie wieder zu arbeiten beginnen: Legen Sie sich Ihre Sport- und Entspannungstermine so, daß Sie sie auch einhalten können, wenn Sie wieder berufstätig sind. Herzgesund ernähren können Sie sich auf der Arbeit ebenfalls. Entweder Sie nehmen Ihr Essen von zu Hause mit oder aber Sie suchen sich in der Kantine möglichst fettarme Gerichte oder Salate aus. Daß Sie sich von Kollegen oder Freunden nicht mehr zum Rauchen verleiten lassen, sollte ebenfalls selbstverständlich sein. In Situationen, in denen Sie angespannt sind und gern zu einer Zigarette greifen würden, sollten Sie sich mit Hilfe der von Ihnen erlernten Entspannungsmethode gezielt entspannen – dann werden Sie den Wunsch nach einer Zigarette schon vergessen.

Sport und Entspannung

In der letzten Woche des 6-Wochen-Programms steigern Sie Ihr Sportpensum nochmals. Beim Joggen laufen Sie von den 20 Minuten zweimal drei Minuten, vorher und nachher gehen Sie stets mindestens drei Minuten zügig. Steigern Sie in den nächsten Wochen Ihr Laufpensum Woche für Woche noch ein wenig, bis Sie irgendwann die 20 Minuten am Stück laufen können. Überfordern Sie sich dabei jedoch keinesfalls.

Ihr Schwimmpensum erhöhen Sie in dieser Woche auf 400 Meter. Legen Sie jeweils Strecken von etwa 20

Leben nach dem Infarkt

Metern, abwechselnd zügig und gemächlich schwimmend, zurück. Im Laufe der nächsten Wochen sollten Sie Ihre Schwimmstrecke auf insgesamt 500 Meter erhöhen. Davon legen Sie zum Schluß je 50 Meter zügig und 50 Meter gemächlich zurück.

Beim Radfahren belassen Sie es in dieser Woche bei insgesamt zehn Minuten zügigem Fahren (unterteilt in zweimal fünf Minuten, dazwischen legen Sie immer wieder ein gemütliches Tempo an den Tag). Sie sollten Ihre Leistungsfähigkeit in den nächsten Wochen so stark steigern, daß Sie schließlich 20 der 30 Minuten zügig und nur zehn Minuten gemächlich fahren.

Entspannen sollten Sie sich auch weiterhin 40–45 Minuten täglich. Falls Sie einmal weniger Zeit haben, tun es auch 20 Minuten. Das sollte jedoch nicht die Regel, sondern nur die Ausnahme sein.

Die Ernährung

Steigen Sie nach den sechs Wochen doch einmal auf die Waage. Haben Sie allein durch die Ernährungsumstellung an Gewicht verloren? Das wäre natürlich prima, doch falls das nicht der Fall ist, reduzieren Sie den täglichen Energieverbrauch nun um etwa 300 Kilokalorien. Mehr sollten es nicht sein, denn wer zu rasch an Gewicht verliert, hat die Pfunde im Anschluß wieder schneller „auf den Rippen", als ihm lieb ist.

Wahrscheinlich haben Sie durch die Ernährungsumstellung bereits ein wenig an Gewicht verloren.

Der besondere Tip

Denken Sie auch in Zukunft immer daran, daß nichts so wichtig ist wie Ihre Gesundheit. Lassen Sie sich deshalb von anderen nicht überfordern, sondern lehnen Sie zusätzliche Aufgaben ab, wenn Sie merken, daß sie Sie zu stark belasten würden. Niemand kann es Ihnen zum Vorwurf machen, wenn Sie Ihrer Gesundheit den Vorzug gegenüber anderen Dingen geben!

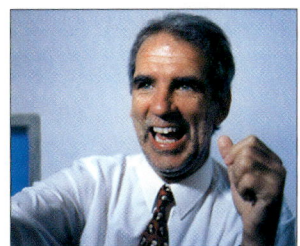

Auch in Ihrem beruflichen Leben sollten Sie Überbelastungen vermeiden – Ihre Gesundheit steht nun im Vordergrund.

Die besten Rezepte aus der Mittelmeerdiät

Rezepte Die Mittelmeerdiät ist keine Diät zum Schlankwerden, es handelt sich dabei um eine Kost, wie Sie bei unseren europäischen Nachbarn am Mittelmeer üblich ist.

Untersuchungen haben festgestellt, daß die Mittelmeerdiät das Risiko für einen erneuten Herzinfarkt erheblich verringert – und das, obwohl die Bewohner dieser Länder keinesfalls Kostverächter, sondern – im Gegenteil – richtige Feinschmecker und Genießer sind.

Was die Mittelmeerdiät ausmacht
Bei der Mittelmeerdiät wird weitgehend auf Fleisch, Wurst und andere tierische Produkte wie Eier verzichtet. Diese Nahrungsmittel enthalten große Mengen an gesättigten Fettsäuren und damit an LDL-Cholesterin, das sich in den Blutgefäßen ablagert. Statt dessen wird viel Gemüse, Obst und Fisch verzehrt. Auch Nudeln (Hartweizennudeln), Reis und Getreideprodukte fehlen auf dem Speiseplan nicht. Frische Salate sind eine weitere Hauptkomponente der Mittelmeerdiät. Als Dessert kommen vor allem frische Früchte auf den Tisch. Mit Salz wird gespart, statt dessen werden die Speisen durch frische Kräuter und Knoblauch geschmacklich verfeinert. Die Mittelmeerdiät wirkt blutdrucksenkend, verbessert die Fließfähigkeit des Blutes und schützt vor der Bildung von Blutgerinnseln.

Zur Hauptmahlzeit dürfen Sie ruhig ein Glas Rotwein trinken, denn verschiedene Studien haben festgestellt, daß Rotwein in Maßen vor dem Herzinfarkt schützt.

Suppen und Vorspeisen

Bunte Gemüsesuppe mit Knoblauch
Zutaten für vier Personen
50 g weiße Bohnen (getrocknet)
1 Stange Lauch
2 neue Kartoffeln
250 g Tomaten
1 Karotte
100 g grüne Bohnen
1 kleines Stück Sellerie
3 Knoblauchzehen
2 EL Olivenöl
2 EL Basilikum (getrocknet)
1 TL Estragon
1 EL Tomatenmark
Frisch gemahlener schwarzer Pfeffer

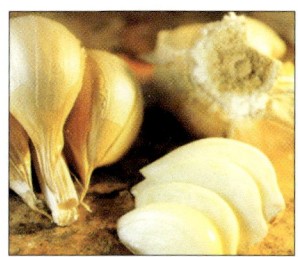

Knoblauch gibt auch Suppen die richtige Würze.

- Die weißen Bohnen in 0,5 l Wasser über Nacht einweichen lassen. Am nächsten Morgen das Wasser abschütten.
- Lauch putzen und in dünne Scheiben schneiden, Kartoffeln schälen und kleinschneiden. Tomaten in kochendes Wasser halten, enthäuten, Stielansätze entfernen und entkernen, anschließend in kleine Stücke zerteilen. Karotte, grüne Bohnen und Sellerie putzen und zerschneiden. Knoblauch schälen und fein zerhacken.
- Olivenöl in einem großen Topf erhitzen. Knoblauch und Lauch in den Topf geben und vorsichtig drei bis vier Minuten dünsten – der Knoblauch darf nicht braun werden.
- 0,5 l Wasser hinzufügen, alle übrigen Zutaten hinzugeben und 35–40 Minuten lang kochen, dann heiß servieren.

Gefüllte Tomaten aus dem Backofen

Zutaten für vier Personen

4 große Fleischtomaten
1 Knoblauchzehe
Je 1 EL Petersilie, Basilikum, Rosmarin (gehackt)
3 TL Weißwein
1 TL Olivenöl
Schwarzer Pfeffer
60 g Schafskäse

- Die Fleischtomaten aushöhlen, das Fruchtfleisch aufbewahren. Die Knoblauchzehe schälen und fein zerhacken.
- Tomatenfruchtfleisch mit Knoblauch, Kräutern, Weißwein, Olivenöl und Pfeffer vermischen und in die ausgehöhlten Tomaten füllen. Tomaten in eine feuerfeste Form geben.
- Ofen auf 180 °C vorheizen. Tomaten in den Ofen stellen, zehn Minuten backen. In der Zwischenzeit den Schafskäse in vier Portionen aufteilen.
- Tomaten aus dem Ofen nehmen, Schafskäse auf die Tomaten verteilen und nochmals fünf bis zehn Minuten im Ofen backen, bis der Käse zerlaufen ist.

Tomaten sind lassen sich auf vielerlei Weise in der Küche verwenden.

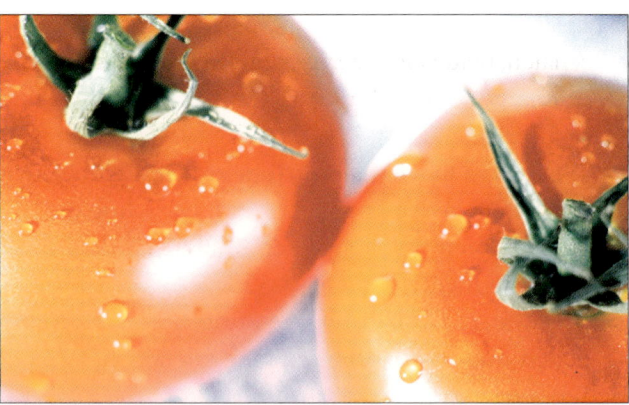

Salate

Griechischer Weiße-Bohnen-Salat

Zutaten für vier Personen
150 g getrocknete weiße Bohnen
1 Lorbeerblatt
Jodsalz
1 Zwiebel
1 Knoblauchzehe
½ grüne Paprika
3 EL Zitronensaft
4 EL Rotweinessig
3 EL Olivenöl
½ TL Oregano (getrocknet)
Schwarzer Pfeffer

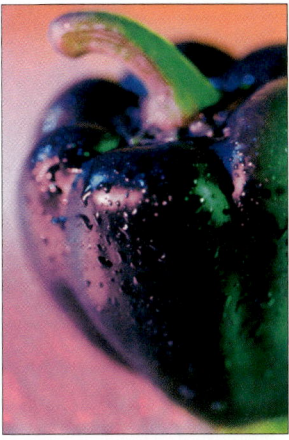

In Salaten kommt das Aroma der Paprika besonders gut zur Geltung.

- Die Bohnen über Nacht in ca. 1–1,5 l Wasser einweichen. Anschließend das Wasser durch ein Sieb abgießen.
- Die Bohnen in einen Topf mit ca. 0,4 l Wasser geben, Lorbeerblatt hinzufügen und 40 Minuten lang vor sich hinköcheln lassen. Mit Salz abschmecken und nochmals erhitzen, bis die Bohnen bißfest gegart sind. Wasser abgießen, Lorbeerblatt entfernen.
- In der Zwischenzeit Zwiebel und Knoblauchzehe schälen, beides fein zerhacken. Paprika säubern und in kleine Stücke schneiden.
- Bohnen mit den anderen Zutaten in einer Schüssel vermischen, eine Stunde abkühlen und durchziehen lassen.

Zucchini-Tomaten-Salat mit schwarzen Oliven

Zutaten für vier Personen
600 g Zucchini
3 Strauchtomaten
1 Zwiebel
3 EL Zitronensaft
Salz
Pfeffer
4 EL Olivenöl
Je 1 EL Basilikum und Petersilie (gehackt)
14 schwarze Oliven
50 g Schafskäse

Dieser Salat eignet sich auch als Zwischenmahlzeit. Selbstverständlich kann man ihn auch mit anderen Gemüsesorten variieren.

- Zucchini waschen, putzen und in dünne Scheiben schneiden.
- Tomaten waschen, Stielansätze entfernen und in Scheiben schneiden.
- Zwiebel schälen und in dünne Ringe schneiden.
- Zitronensaft, Salz, Pfeffer, Öl und Kräuter miteinander vermischen.
- Oliven entkernen und in Scheiben oder Stücke schneiden.
- Zucchini, Tomaten, Oliven und Zwiebelringe in eine Schüssel geben und mit der Sauce vermischen.
- Schafskäse in kleine Stücke schneiden und über dem Salat verteilen.

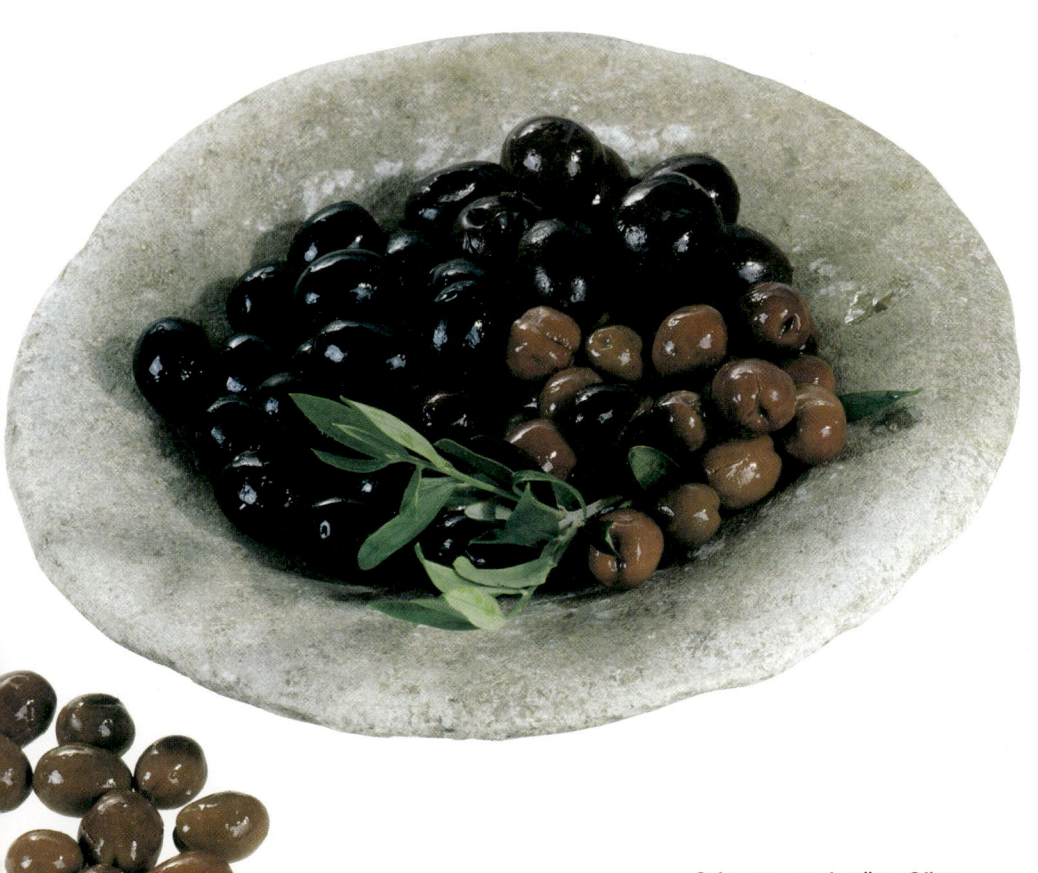

Schwarze und grüne Oliven sind keinesfalls verschiedenen Olivenarten, sondern werden in unterschiedlichen Reifestadien geerntet.

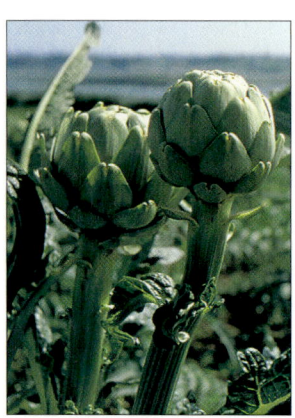

Die meisten Artischocken kommen aus der Bretagne.

Vegetarisches

Artischocken in Weißwein-Zitronen-Sauce

Zutaten für vier Personen

4 Artischocken
7 EL Zitronensaft
2 EL Olivenöl
Salz, Pfeffer
0,1 l Weißwein
1 TL Butter
1 EL Mehl
0,2 l Gemüsebrühe
1 Eigelb

- Artischocken säubern, Stiele und äußere Blätter entfernen. Artischocken in ca. 0,4 l Wasser legen, 2 EL Zitronensaft hinzufügen. Einige Minuten eingelegt lassen, dann in Viertel oder Achtel teilen.
- Öl in einer Pfanne mit hohem Rand erhitzen, Artischocken, etwas Salz und Pfeffer sowie den Wein hinzufügen. Bei geringer Wärmezufuhr fünf bis zehn Minuten köcheln lassen. Die Artischocken mit einem Schaumlöffel herausnehmen.
- Butter in die Pfanne geben, Mehl unterrühren. Gemüsebrühe langsam hinzufügen. 5 EL Zitronensaft mit Eigelb verrühren, Pfanne vom Herd nehmen und die Mischung unter die Sauce rühren.
- Artischocken wieder hinzufügen und kurz warm machen, dann servieren.

Nudelgerichte

Spaghetti in Walnuß-Sauce

Zutaten für vier Personen
400 g Hartweizenspaghetti
2 Knoblauchzehen
1 kleine Scheibe Weißbrot
0,2 l fettarme Milch (1,5 % Fett)
Salz, Pfeffer
2 EL Olivenöl
50 g Walnußkerne
4 Basilikumblätter

- Die Spaghetti in kochendem Salzwasser bißfest garen. Dann durch ein Sieb abschütten und mit lauwarmem Wasser kurz abspülen.
- In der Zwischenzeit Knoblauchzehen schälen, mit dem Weißbrot, der Milch, etwas Salz und Pfeffer und dem Olivenöl im Mixer oder mit der Küchenmaschine pürieren.
- Die Spaghetti in eine Schüssel geben, die nicht erhitzte Sauce darüber gießen und mit den Walnußkernen sowie den Basilikumblättern garnieren.

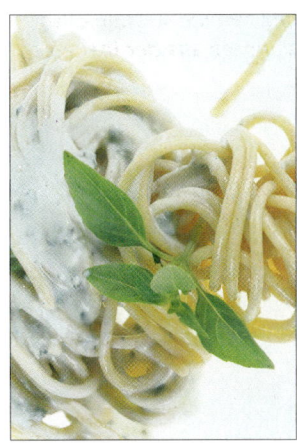

Die Walnüsse verleihen diesem Spaghetti-Gericht ein besonders feines Aroma.

Bunte Gemüse-Spaghetti

Zutaten für vier Personen

400 g Hartweizenspaghetti
4 EL Olivenöl
1 Knoblauchzehe
Je 1/2 TL Oregano und Basilikum
50 g Brokkoliröschen
50 g Blumenkohlröschen
50 g milde Pepperoni
50 g Cocktailtomaten
3 Artischockenherzen

Schnell zubereitet, aber dennoch äußerst schmackhaft sind die bunten Gemüse-Spaghetti.

- Die Spaghetti in kochendem Salzwasser bißfest garen, anschließend durch ein Sieb abschütten und kurz mit lauwarmem Wasser abspülen.
- Währenddessen das Olivenöl in einem Topf erhitzen und die zerhackte Knoblauchzehe eine Minute darin andünsten.
- Cocktailtomaten halbieren, Artischockenherzen vierteln und das ganze Gemüse in den Topf geben und kurz, aber kräftig andünsten, so daß das Gemüse bißfest bleibt.
- Die Spaghetti in eine Schüssel geben und das Gemüse darunter rühren, anschließend servieren.

▶ *Eine Leckere Speise sind in der Pfanne mit etwas Olivenöl angebratene Paprikastreifen.*

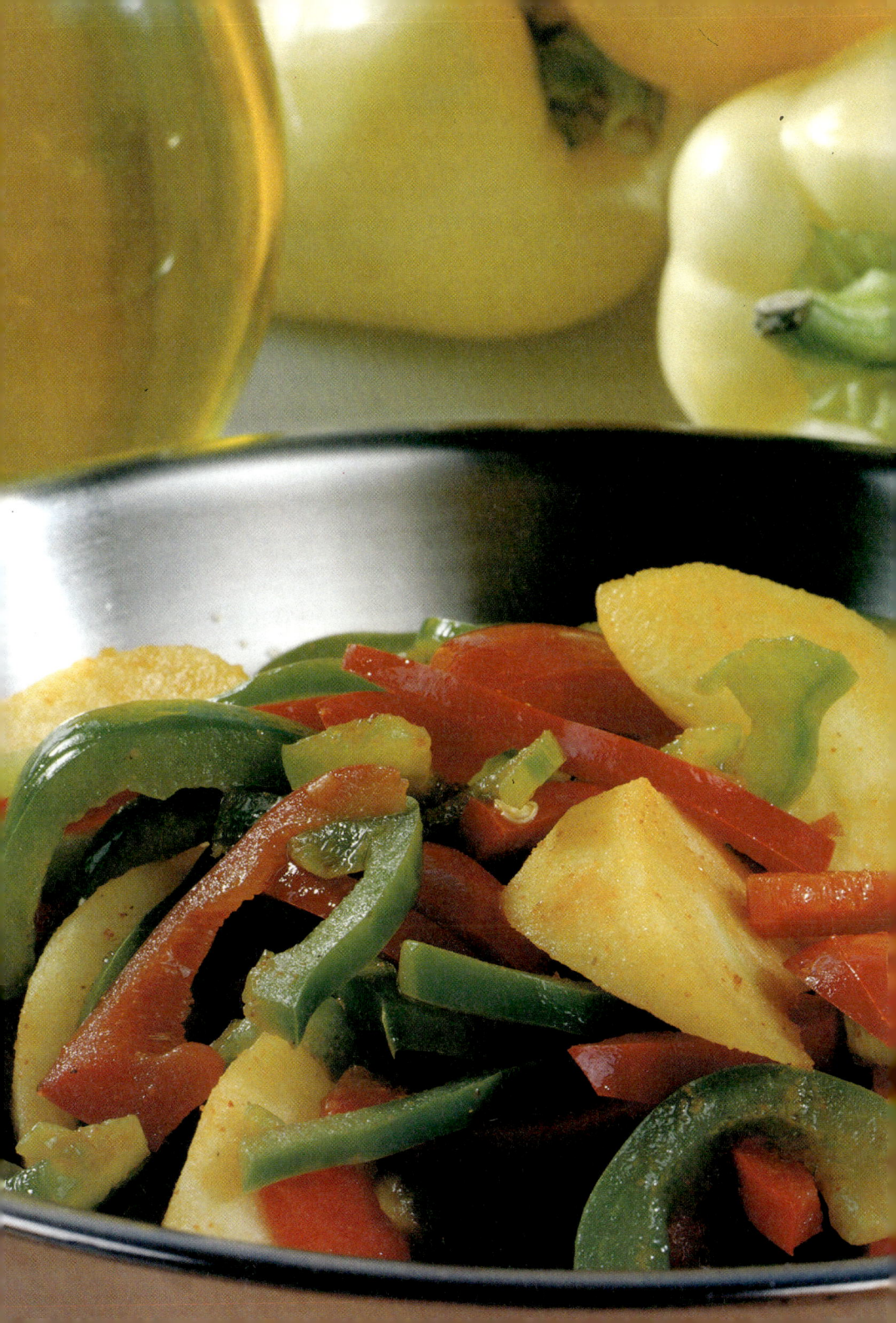

Fischgerichte

Schollenfilets in Käse-Koriander-Sauce

Zutaten für vier Personen
50 g geriebener, frischer Parmesan
5 EL Koriander
20 g Pinienkerne
2 EL Zitronensaft
1/2 TL Cayennepfeffer
Je 1 Messerspitze Salz und Pfeffer
6 EL Olivenöl
4 Schollenfilets (ca. 500 g)

Fisch sollte bei einer gesunden Ernährung zwei- bis dreimal pro Woche auf dem Speiseplan stehen.

- Parmesan, Koriander, Pinienkerne, Zitronensaft, Cayennepfeffer, Salz und Pfeffer in den Mixer oder die Küchenmaschine geben und alles gut miteinander vermischen bzw. pürieren.
- 5 EL Olivenöl vorsichtig hinzufügen und gut unterrühren, so daß eine cremige Paste entsteht.
- Den Backofen auf 220 °C vorheizen.
- Die eine Seite der Schollenfilets mit dem restlichen Öl einpinseln und die Filets in eine feuerfeste Form geben.
- Die Filets mit der Sauce bestreichen und in den Ofen schieben. 8 Minuten lang backen, heiß servieren.

Rotbarschfilet in Tomaten-Pilz-Sauce

Zutaten für vier Personen

1 EL Olivenöl
2 kleine Zwiebeln
1 Knoblauchzehe
1 kleine Dose geschälte Tomaten
50 g Champignons
1 EL Basilikum (gehackt)
1 TL Schnittlauchröllchen
1 TL weißer Pfeffer
1 EL Zitronensaft
500 g Rotbarschfilet
3 EL Zitronensaft
0,1 l trockener Weißwein
3 EL Pflanzenmargarine

- Öl in einem Topf erhitzen. Zwiebeln und Knoblauchzehe schälen, zerhacken und in dem Öl andünsten.
- Champignons säubern und in Scheiben schneiden. Gemeinsam mit den Tomaten in den Topf geben und alles auf mittlerer Hitze vor sich hinköcheln lassen.
- Basilikum, Schnittlauch und Pfeffer hinzufügen und leicht einkochen lassen (ca. 10 Minuten lang). Zitronensaft unterrühren.
- In der Zwischenzeit die abgespülten Rotbarschfilets in eine feuerfeste Form geben. 3 EL Zitronensaft und Wein darüber gießen und die Margarine hinzufügen. Im auf 180 °C vorgeheizten Backofen 10–15 Minuten backen, dann herausnehmen.
- Anschließend Fisch mit Tomaten-Pilz-Sauce übergießen und servieren.

Selbstverständlich kann man auch statt des Rotbarschs einen anderen Fisch wie beispielsweise Kabeljau verwenden.

Desserts

Feigen in Rotwein mit Zimt

Zutaten für vier Personen
0,4 l leichter, trockener Rotwein
4 EL dünnflüssiger Honig
1 Messerspitze Zimtpulver
1 Messerspitze Vanille
12 reife, frische Feigen

- Den Wein in einen Topf geben, Honig, Zimt und Vanille hinzugeben und erhitzen, bis die Mischung kocht.
- Die Feigen mit dem Messer einschneiden und in den Topf geben, ohne jedoch die Flüssigkeit weiter zu erhitzen. Die Feigen sollen nur durchziehen.
- Die Feigen mit einem Schaumlöffel aus der Flüssigkeit heben und in eine Schüssel füllen.
- Den Wein nochmals erhitzen, durch ein Sieb geben und ca. zwei Drittel des Weins über die Feigen gießen. Abkühlen lassen und servieren.

Blaubeeren mit Blutorangensaft

Zutaten für vier Personen
300 g frische Blaubeeren
0,2 l Blutorangensaft (möglichst frisch gepreßt)
1 EL Zucker

- Die Blaubeeren waschen und in eine Schüssel geben. Mit Blutorangensaft übergießen.
- Den Zucker über die Blaubeeren geben, alles gut miteinander vermischen und servieren.

▶ *Aus Feigen, Apfel, Apfelsine, gehackten Walnußkernen und Akazienhonig mit etwas Zitronensaft läßt sich auch ein feiner, ganz andersartiger Obstsalat zubereiten.*

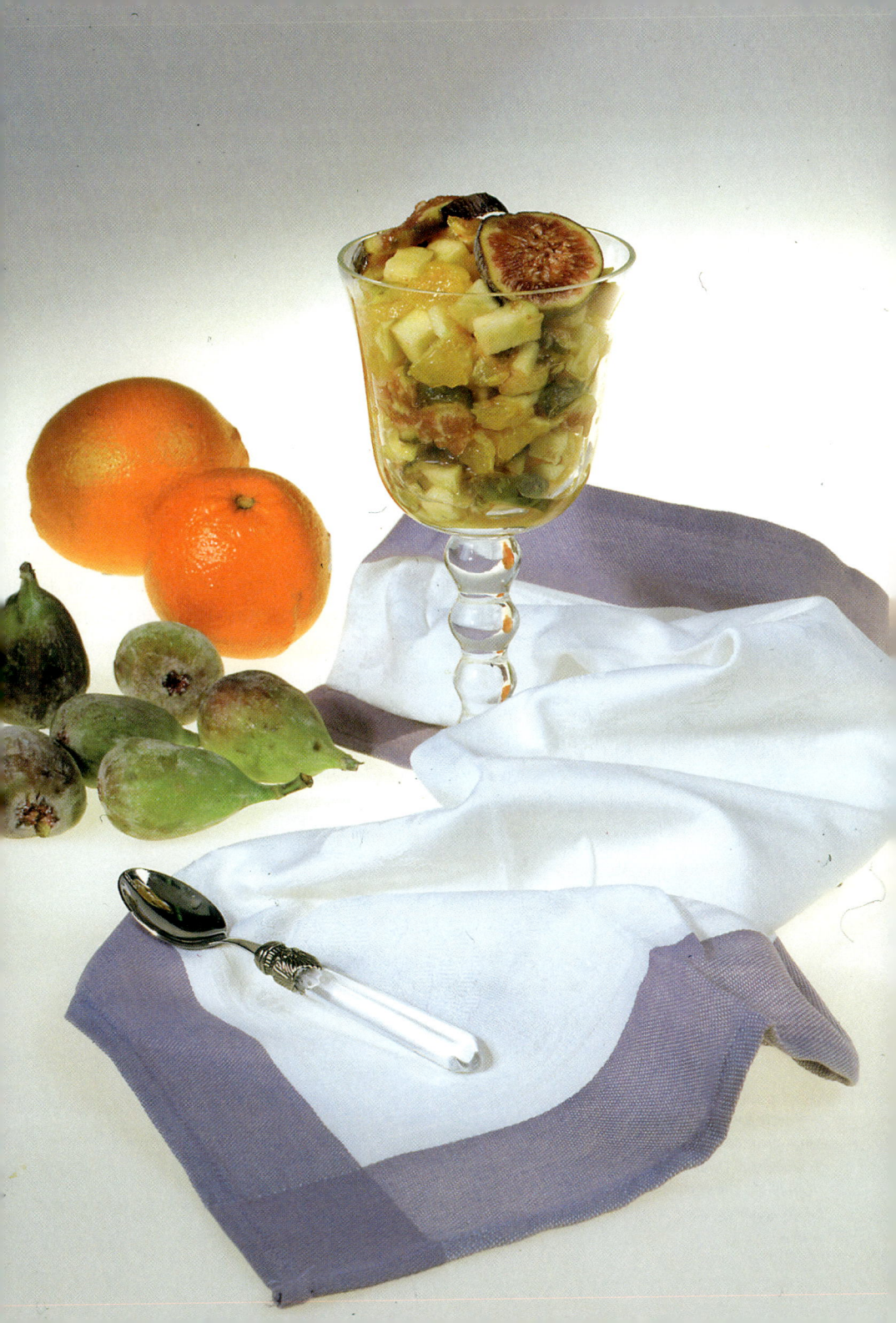

Honigmelone in Rotwein

Zutaten für vier Personen
1 Honigmelone
0,4 l Rotwein (z. B. Lambrusco)
12 Maraschino-Kirschen
1 Orange
4 Minzeblättchen

- Die Honigmelone halbieren und in schmale Streifen schneiden. Die Schale entfernen.
- Den Wein in eine Schüssel geben und die Melonenstreifen darin einlegen. Ungefähr 150 Minuten kalt stellen.
- Die Melonenstreifen aus dem Wein heben und auf Teller legen. Mit den Maraschino-Kirschen garnieren.
- Die Orange schälen und zerteilen. Orange und Minzeblättchen ebenfalls zum Garnieren der Melone verwenden. Eventuell noch mit etwas Wein übergießen.

Frischer Obstsalat

Zutaten für zwei Personen
2 Bananen
2 Orangen
1 Apfel
1 Birne
50 g Erdbeeren
1 EL Zitronensaft
1 EL Zucker

▶ *Auch Erdbeeren passen sehr gut zur „Honigmelone in Rotwein". Schön angerichtet ist dieser leckere Obstsalat für eine Augenweide.*

- Früchte schälen oder säubern, in mundgerechte Stücke schneiden und in einer Schüssel miteinander vermischen.
- Zitronensaft über die Früchte gießen, Zucker über den Obstsalat streuen und servieren.

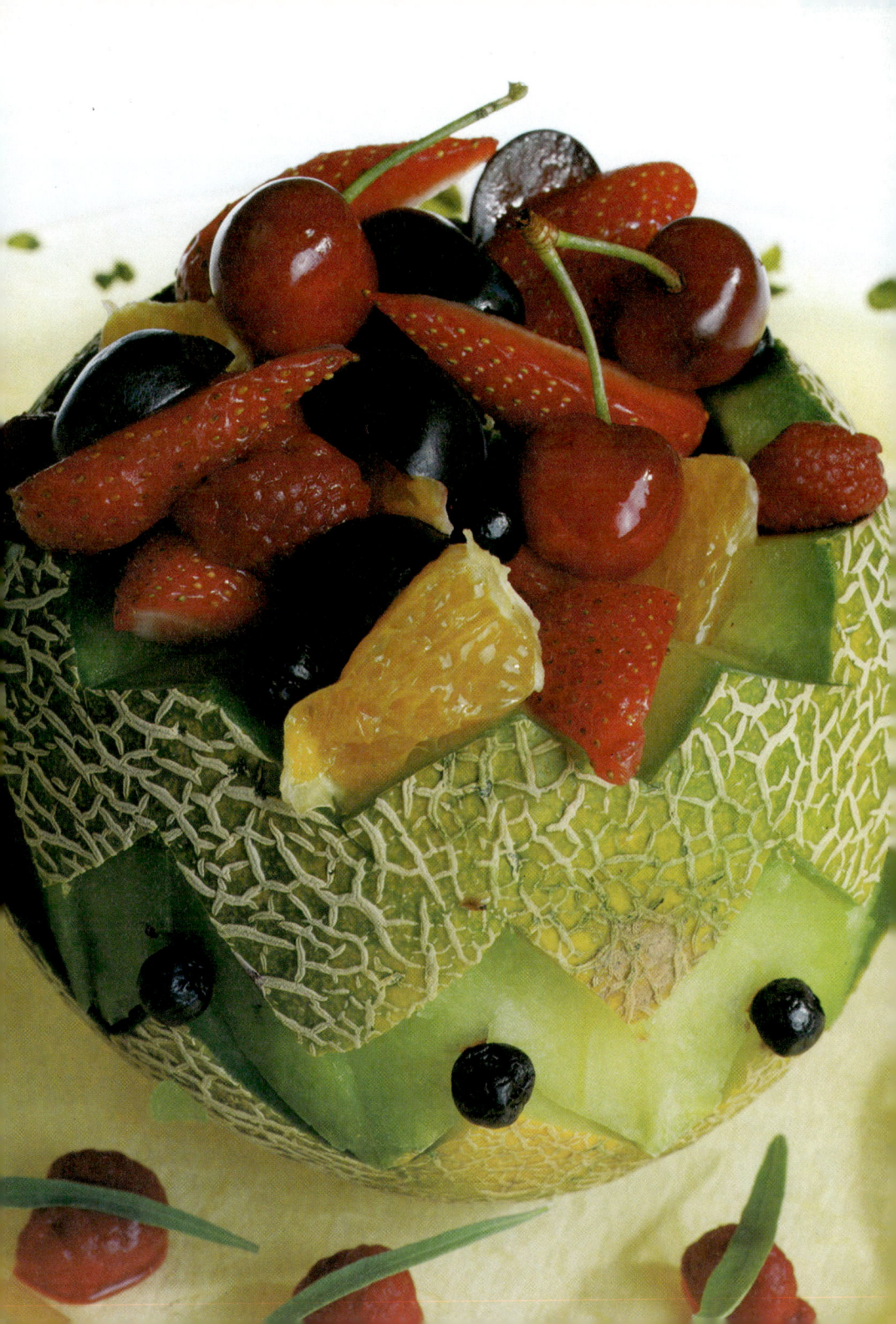

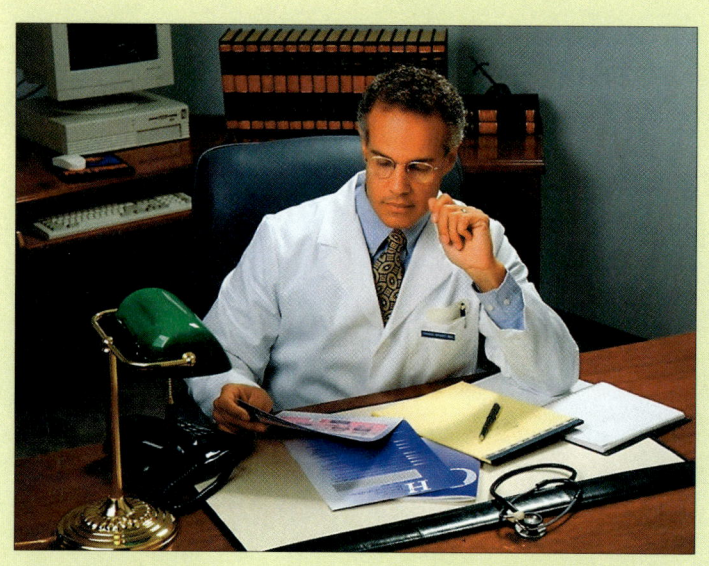

Häufige Fragen zum Herzinfarkt

Bestimmt haben Sie noch weitere Fragen zum Herzinfarkt – die häufigsten werden Ihnen auf den folgenden Seiten beantwortet. Ansonsten ist Ihr Arzt sicher gern bereit, Ihnen weitere Antworten zu geben. Auf den folgenden Seiten werden Ihnen zudem die wichtigsten Fachbegriffe noch einmal leicht verständlich erklärt. Weitere Hilfe – z. B. bei der Suche nach einer ambulanten Herzgruppe – geben Ihnen die Organisationen, deren Adressen Sie in diesem Kapitel ebenfalls finden. Ein Stichwortregister erleichtert Ihnen das Auffinden bestimmter Themen in diesem Buch.

Wie sieht es mit dem Urlaub nach einem Herzinfarkt aus?	Selbstverständlich können Herzinfarkt-Patienten nach dem Herzinfarkt auch weiterhin reisen, doch vor allem in den ersten Monaten nach dem Infarkt sollten Sie dabei einiges beachten. Beispielsweise ist ein Aufenthalt in einem Reizklima (z. B. an der Nordsee) zunächst nicht gut geeignet. Sinnvoller ist es, einen Ferienort mit gemäßigterem Klima zu wählen, damit Herz und Kreislauf nicht unnötig belastet werden.

Allzu weite Reisen sollten Sie auch erst einmal nicht in Angriff nehmen, denn allein die Anreise stellt eine sehr große Belastung dar. Nach einigen Monaten können Sie jedoch ruhig eine Fernreise einplanen, nur muß sichergestellt sein, daß Sie am Urlaubsort ausreichend Möglichkeiten zur Erholung finden und nicht gleich weiteren Belastungen ausgesetzt sind. Reisen Sie jedoch nur so weit, wie Sie es sich selbst zutrauen. Lassen Sie sich nicht von anderen zu einer Reise überreden.

Als Verkehrsmittel eignet sich zunächst vor allem der Zug. Beim Zugfahren müssen Sie sich nicht auf den Verkehr und die Straße konzentrieren, und Sie können sich immer wieder zwischendurch die Beine vertreten. Flugreisen können Sie zwar auch unternehmen, doch einige Monate sollten Sie damit schon warten. Mit dem Auto in den Urlaub zu fahren ist immer die anstrengendste Variante. Wenn Sie niemanden haben, der Sie beim Autofahren ablöst, sollten Sie zunächst darauf verzichten.

Bakterien sollen am Herzinfarkt eine Mitschuld tragen – stimmt das?	Wissenschaftler vermuten, daß eine bestimmte Bakterienart namens Chlamydia pneumoniae entzündliche Prozesse in den Herzkranzgefäßen hervorrufen kann, die den Herzinfarkt begünstigen. Eine Reihe von Indizien geben ihnen Recht. Jedoch ist der Herzinfarkt wahrscheinlich keine reine Infektionskrankheit – die anderen Risikofakoren wie Rauchen, falsche Ernährung,

Übergewicht, Bewegungsmangel und Streß tragen vermutlich bei den meisten Betroffenen die Hauptschuld an der Entstehung eines Herzinfarkts. Deshalb sollten Herzinfarkt-Patienten auch gezielt auf Ihre Lebensführung achten.

Können die meisten Patienten nach einem Herzinfarkt in ihren Beruf zurückkehren?

In den meisten Fällen können die Patienten nach einem Herzinfarkt ihre berufliche Tätigkeit wiederaufnehmen – natürlich erst, wenn sie körperlich weitgehend wiederhergestellt und ausreichend belastungsfähig sind. Nur die wenigsten sind berufs- oder gar erwerbsunfähig. Bei Berufsunfähigkeit sollten Sie sich ans Arbeitsamt wenden, um eine Umschulung zu beantragen, bei Erwerbsunfähigkeit erhalten Sie eine Rente (übrigens auch bei Berufsunfähigkeit, jedoch nur eine gewisse Zeit lang und nur auf Antrag).

In jedem Fall lohnt es sich, mit dem Arbeitgeber zu sprechen, ob er den Patienten nicht auf einem anderen Arbeitsplatz einsetzen kann, wenn er seine bisherige Tätigkeit nicht mehr ausüben kann. Insbesondere größere Unternehmen sind nicht selten dazu bereit. Schließlich ist es auch nicht ohne weiteres möglich, einem Kranken zu kündigen. Und viele Unternehmen möchten zudem verdiente Mitarbeiter mit viel Erfahrung auch nicht verlieren.

Dürfen Herzinfarkt-Patienten die Sauna besuchen?

Ja, das dürfen sie, allerdings müssen sie ein wenig vorsichtiger sein als Gesunde. Beispielsweise sollte nach dem Herzinfarkt nicht die heißeste Sauna mit der größten Luftfeuchtigkeit gewählt werden. Der Patient sollte den einzelnen Saunagang auch nicht zu lange ausdehnen und vor allem nicht sofort im Anschluß kalt, sondern lauwarm duschen. Auch danach ist der Sprung ins kalte Becken tabu – duschen Sie sich höchstens von unten nach oben kalt ab.

Kann es nach einem Herzinfarkt zu Problemen in der Partnerschaft kommen?

Partnerschaftsprobleme sind nach einem so schweren Lebenseinschnitt wie dem Herzinfarkt durchaus normal. Beide Partner müssen sich zunächst mit der veränderten Situation abfinden. Das ist weder für den Betroffenen noch für seinen Partner leicht. Schließlich muß der Partner auf den Herzinfarkt-Patienten nun mehr Rücksicht nehmen, er muß auch akzeptieren, daß der Betroffene nicht mehr so belastungsfähig ist. All das erfordert eine große Umstellung von beiden Seiten. Mit viel Verständnis und Rücksichtnahme können beide jedoch die schwierige Situation meistern.

Wichtig ist, daß der Partner den vom Herzinfarkt Betroffenen möglichst stark unterstützt. Sinnvoll wäre es z. B., wenn der Partner ebenfalls das Rauchen aufgibt oder seine Ernährung ein wenig umstellt und sich damit mit dem Herzinfarkt-Patienten solidarisch erklärt. Auch gemeinsames körperliches Training macht mehr Spaß. Im übrigen kann der Partner meistens auch an dem Treffen der ambulanten Herzgruppe teilnehmen. Das Verständnis für den Herzinfarkt-Patienten wächst dadurch.

Allerdings muß auch der Herzinfarkt-Patient akzeptieren, daß sein Partner nicht dauernd Rücksicht auf ihn nehmen kann. Er sollte verstehen, daß sich zu Hause nicht alles um ihn drehen kann, sondern das normale Leben weitergeht.

Was tun gegen die Angst vor einem erneuten Infarkt?

Jeder Herzinfarkt-Patient fürchtet sich vor einem Reinfarkt – das ist ganz normal. Oft kann die Angst mit Hilfe von Entspannungstechniken verringert, wenn schon nicht besiegt werden. Für manche ist die Situation jedoch so belastend, daß sie weder ein noch aus wissen. Diese Betroffenen sollten sich in jedem Fall in psychotherapeutische Behandlung begeben, denn professionelle Hilfe kann ihnen ihr Leben sehr erleichtern.

Die wichtigsten Fachbegriffe

Angina pectoris

Brustenge; durch Verengungen der Herzkranzgefäße kann der Herzmuskel nicht mehr voll mit Sauerstoff versorgt werden. Bei starken Belastungen kommt es zu Herzschmerzen mit einem Engegefühl in der Brust.

Aorta

Hauptschlagader des Körpers.

Arteriosklerose

Verhärtung und Verengung der Arterien durch Fettstoffe, mineralische Ablagerungen und körpereigene Zellen. Wer einen Herzinfarkt hinter sich hat, dessen Herzkranzgefäße sind in den meisten Fällen arteriosklerotisch verändert.

Ballondilatation

Aufweitung eines verengten Herzkranzgefäßes mit Hilfe eines Ballons, der mit einem Katheter in das Herzkranzgefäß transportiert und dort aufgeblasen wird. Der aufgeblasene Ballon drückt die Ablagerungen an die Gefäßwand und wird anschließend wieder entfernt.

Bypass

Der Abschnitt des Herzkranzgefäßes, der hinter einer Engstelle oder einem Verschluß liegt, wird mit Hilfe einer Beinvene oder einer Brustwandarterie mit der Hauptschlagader verbunden, so daß der gesamte Herzmuskel weiterhin mit Blut versorgt wird.

Echokardiographie

Ultraschalluntersuchung des Herzens.

Elektrokardiogramm

Auch EKG; mit Hilfe von auf der Haut festgemachten Elektroden werden die Herzströme aufgezeichnet. Damit kann man eine Herzerkrankung feststellen.

Ergometrie	Auch Belastungs-EKG; unter körperlicher Belastung (z. B. beim Fahren auf einem Standfahrrad) werden die Herzströme, der Blutdruck und der Pulsschlag gemessen, um Erkrankungen und Belastbarkeit des Herzens festzustellen.
Koronararterien	Auch Herzkranzgefäße; die Blutgefäße, die das Herz mit Blut und damit mit Sauerstoff und Nährstoffen versorgen. Wenn eines der Herzkranzgefäße durch ein Blutgerinnsel verstopft ist, ist ein Herzinfarkt die Folge.
Koronare Herzkrankheit	Als koronare Herzkrankheiten bezeichnet man alle Erkrankungen, zu denen es infolge einer Verengung der Herzkranzgefäße kommt (Angina pectoris, Herzinfarkt, plötzlicher Herztod).
Sinusknoten	Taktgeber des Herzens; sorgt durch elektrische Impulse dafür, daß sich der Herzmuskel zusammenzieht.
Stenose	Verengung (der Blutgefäße)
Stent	Stütze aus feinem Maschendraht, die das verengte Herzkranzgefäß offenhalten soll.

Wo finde ich Hilfe? Adressen

Die Deutsche Herzstiftung informiert über Herz-Kreislauf-Erkrankungen, über Behandlung und Vorbeugung:

Deutsche Herzstiftung e. V.
Vogtstraße 50
60322 Frankfurt am Main
Tel.: 0 69/9 55 12 80

An die folgende Adresse können Sie sich wenden, wenn Sie eine ambulante Herzgruppe in Ihrer Nähe suchen:

Deutsche Gesellschaft für Prävention und Rehabilitation von Herz-Kreislauferkrankungen e. V.
Rizzastraße 34
56068 Koblenz
Tel.: 0 26 12/30 92 31

Bei der folgenden Adresse erhalten Sie Informationen, was Sie gegen Bluthochdruck unternehmen können.

Deutsche Liga zur Bekämpfung des hohen Blutdruckes e. V. – Deutsche Hypertonie-Gesellschaft
Postfach 10 20 40
69120 Heidelberg

Register

ACE-Hemmer *50*
Alkohol *91*
Ambulante Herzgruppen *44*
Anschlußbehandlung *34*
Anti-Baby-Pille *20*
Aspirin *48*
Arteriosklerose *16*
Atmungsentspannung *70*
Autogenes Training *71*

Ballondilatation *52*
Belastungs-EKG *73*
Betablocker *49*
Bewegung *40, 72*
Bewegungsmangel *23*
Blutdruck *15*
Bluthochdruck *20*
Blutkreislauf *13*
Bypass-Operation *56*

Cholesterin *22, 72, 89*

Diabetes mellitus *20, 62*
Diastole *15*

Echokardiographie *47*
EKG *36*
Entspannung *40, 68*
Ergometrie *36*
Ernährung *42, 88, 104*
Erste Hilfe *28*

Fette *88*

Gesättigte Fettsäuren *89*
Gymnastikprogramm *80*

Herzfrequenz-Meßgerät *75*
Herzinfarkt *16*
Herzkatheteruntersuchung *47*

Kalzium-Antagonisten *49*
Kochrezepte *105*
Koronararterien *13*
Koronargruppen *44*
Krankenhausbehandlung *30*

Lipidsenker *51*

Medikamente *38, 48*
Mittelmeerdiät *104*
Muskelentspannung nach Jacobson *68*

Nitropräparate *50*

Omega-3-Fettsäuren *90*

Plaques *17*

Pulsfrequenz beim Sport *74*

Rauchen *22, 64*
Rehaklinik *34*
Rezepte *105*
Risikofaktoren *20, 22, 60*
Rotwein *91*

Sechswochenprogramm *92*
Sinusknoten *14*
Sport *72, 76*
Stent *54*
Streß *23, 66*
Streßabbau *66*
Systole *15*
Trainingspuls *74*

Übergewicht *22*
Ungesättigte Fettsäuren *89*

Zuckerkrankheit *20, 62*